国家卫生健康委员会"十四五"规划教材

全国中等卫生职业教育教材

供护理专业用

护理管理基础

第2版

主　编　冯开梅

副主编　张艳秋　蒋羽霏

编　者（按姓氏笔画排序）

冯开梅（烟台文化旅游职业学院）

刘茹军（山东省济宁卫生学校）

张艳秋（山东中医药大学附属医院）

易　娜（中国人民解放军南部战区总医院）

荆世瑜（山东省莱阳卫生学校）

蒋羽霏（广西桂林市卫生学校）

翟　颖（广东黄埔卫生职业技术学校）

潘彦光（广西北海市卫生学校）

人民卫生出版社

·北京·

版权所有，侵权必究！

图书在版编目（CIP）数据

护理管理基础/冯开梅主编. —2版. —北京：
人民卫生出版社，2022.12
ISBN 978-7-117-34224-7

Ⅰ.①护… Ⅱ.①冯… Ⅲ.①护理学－管理学－医学
院校－教材 Ⅳ.①R47

中国版本图书馆 CIP 数据核字（2022）第 241661 号

人卫智网	www.ipmph.com	医学教育、学术、考试、健康，购书智慧智能综合服务平台
人卫官网	www.pmph.com	人卫官方资讯发布平台

护理管理基础
Huli Guanli Jichu
第 2 版

主　　编：冯开梅
出版发行：人民卫生出版社（中继线 010-59780011）
地　　址：北京市朝阳区潘家园南里 19 号
邮　　编：100021
E - mail：pmph @ pmph.com
购书热线：010-59787592　010-59787584　010-65264830
印　　刷：人卫印务（北京）有限公司
经　　销：新华书店
开　　本：850×1168　1/16　印张：12
字　　数：255 千字
版　　次：2015 年 6 月第 1 版　　2022 年 12 月第 2 版
印　　次：2023 年 1 月第 1 次印刷
标准书号：ISBN 978-7-117-34224-7
定　　价：46.00 元

打击盗版举报电话：**010-59787491**　E-mail：**WQ @ pmph.com**
质量问题联系电话：**010-59787234**　E-mail：**zhiliang @ pmph.com**
数字融合服务电话：**4001118166**　E-mail：**zengzhi @ pmph.com**

修订说明

　　为服务卫生健康事业高质量发展,满足高素质技术技能人才的培养需求,人民卫生出版社在教育部、国家卫生健康委员会的领导和支持下,按照新修订的《中华人民共和国职业教育法》实施要求,紧紧围绕落实立德树人根本任务,依据最新版《职业教育专业目录》和《中等职业学校专业教学标准》,由全国卫生健康职业教育教学指导委员会指导,经过广泛的调研论证,启动了全国中等卫生职业教育护理、医学检验技术、医学影像技术、康复技术等专业第四轮规划教材修订工作。

　　第四轮修订坚持以习近平新时代中国特色社会主义思想为指导,全面落实《习近平新时代中国特色社会主义思想进课程教材指南》《"党的领导"相关内容进大中小学课程教材指南》等要求,突出育人宗旨、就业导向,强调德技并修、知行合一,注重中高衔接、立体建设。坚持一体化设计,提升信息化水平,精选教材内容,反映课程思政实践成果,落实岗课赛证融通综合育人,体现新知识、新技术、新工艺和新方法。

　　第四轮教材按照《儿童青少年学习用品近视防控卫生要求》(GB 40070—2021)进行整体设计,纸张、印刷质量以及正文用字、行空等均达到要求,更有利于学生用眼卫生和健康学习。

　　第四轮教材修订编写工作于2021年正式启动,将于2022年8月开始陆续出版,供全国各中等卫生职业学校选用。

2022 年 7 月

前　言

　　护理管理学是将管理学的理论、方法与护理管理实践相结合的应用型学科。护理管理基础作为中等职业学校护理专业的拓展课，是提升护理专业学生人文素养的重要课程，也是护士执业资格考试的重要内容。根据职业教育国家教学标准体系相关文件要求，我们在全国卫生健康职业教育教学指导委员会专家指导下，对《护理管理基础》第1版进行了修订。

　　本教材修订坚持立德树人为根本，坚持正确价值导向，按照全面推进课程思政建设要求，精选教材内容，将卫生健康领域典型优秀案例引入教材，发挥教材育人作用。本次修订保持第1版教材整体框架不变，以现代职业教育理论为指导，围绕护理专业的培养目标，结合本课程在护理专业的地位和作用，确定三维学习目标，以情景案例导入。在保证知识的完整性和系统性的基础上，内容突出临床实用和岗位需求的针对性，对接行业标准，重点、难点突出，目标具体。教材编写紧扣技能型人才培养要求和中职学生特点，把握教材深度，体现"必需""够用"特点。

　　本教材共有八章，内容包括绪论、计划工作、组织工作、人力资源管理、领导工作、控制工作、护理质量管理、护理与法，删除了上版教材中的第二章卫生服务体系，在相应章节中增加了最新护理管理的政策法规和护理管理理念及标准，删除了已经废止的内容。

　　本教材由来自全国职业院校教学一线的专家和临床一线的护理管理专家合作编写而成，凝聚了全体编者的智慧和心血。在编写过程中，参考了有关教材、论著和文献，同时也得到了各参编单位领导和同事的大力支持，在此一并表示诚挚的谢意。

　　由于编者的能力和水平有限，教材难免存在疏漏之处，敬请广大师生、护理同仁及读者批评指正。

冯开梅

2022 年 6 月

目 录

第一章 | 绪 论

01章 数字资源

学习目标

1. 具有应用相应管理理论思考护理管理问题的意识。
2. 掌握管理、护理管理的概念及管理的职能。
3. 熟悉管理的基本要素、基本原理及原则的主要内容。
4. 了解管理理论的主要观点、管理的基本特征及护理管理的特点。
5. 学会应用相应管理原理及原则、管理理论分析护理工作中的管理问题。

　　管理是人类活动中最重要的一项活动，是一切有组织的活动必不可少的组成部分。在现代社会中，不管人们从事何种职业，事实上人人都在参与管理。管理是人类生存、进步和发展的一种途径和手段。护理管理在提高护理工作质量、医院管理水平以及促进医药卫生事业发展、满足人民群众健康需求等方面起着越来越重要的作用。

第一节　管理与管理学

 工作情景与任务

导入情景：

　　在一次管理经验交流会上，有2位院长分别介绍了各自有效管理的经验。甲院长认为，医院首要的资产是职工，只有职工们把个人的命运与医院的命运紧密联系在一起，才能充分发挥他们的聪明才智，为患者服务，为医院着想。因此，医院管理者有什么问题，都应该与员工多沟通，平时关注员工的需求，满足员工学习、娱乐、晋升等合理需求。在甲医院，员工们普遍以院为家，一心一意谋医院发展。患者满意度大幅度提高。乙院长认为，只有实行严格的管理才能保证各项活动的顺利开展。因此，医院要制定严格的规章制度和岗位责任制,建立严密的控制体系。在乙医院,职工们严格遵守医院规章制度,医疗服务质量高,医院蓬勃发展。

工作任务:

1. 思考管理的意义、基本特征和基本要素。
2. 分析甲、乙两院长管理的特点。

一、管理与管理学的概念

（一）管理

 知识拓展

不同管理学派对管理做出不同解释

关于管理的概念,不同的管理学派从不同的角度做出了不同的解释。强调管理职能的学派认为"管理就是计划、组织、指挥、协调和控制";强调决策作用的学派认为"管理就是决策";强调工作任务的学派认为"管理就是由一个或者更多的人来协调他人的活动,以便收到个人单独活动所不能收到的效果而进行的活动"。

管理(management)是指管理者为实现组织目标,对组织所拥有的人力、物力、财力、时间、信息、空间、社会等资源进行有效的计划、组织、人员配备、领导、控制,以取得最大组织效益的动态活动过程。这个定义包含三层意思:①管理的目的是实现组织目标;②管理者要有效协调人、财、物、时间、信息等资源;③管理者要通过计划、组织、人员配备、领导、控制等管理过程来实现(图1-1)。

管理的宗旨是实现组织目标,管理是有目的、有意识的行为过程;管理的核心是计划、组织、人力资源管理、领导和控制五大职能的实现过程;管理的基础是对人、财、物、时间、信息及其他资源的合理使用和分配;管理的重点是明确和正确决策;管理的作用是使投入的成本效益最大化。

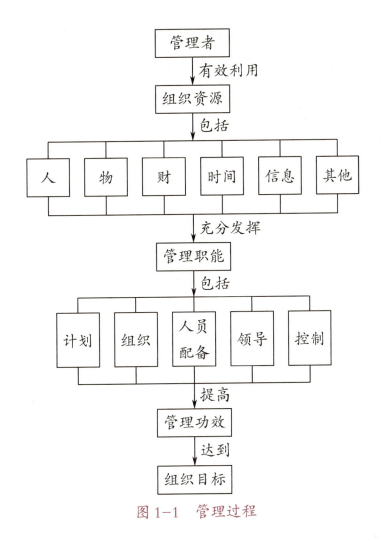

图 1-1　管理过程

知识拓展

管理的分类

　　管理是人类各种组织活动中最普通和最重要的一种活动。就管理主体的承担者可分为宏观管理和微观管理,宏观管理是政府部门,微观管理是业务部门,微观管理是宏观管理的基础;就管理客体的活动属性可分为社会管理、经济管理和文化管理,经济管理是基础,卫生健康事业管理总的来说属社会管理范畴;就管理主体的管理方式可分为决策管理和实施管理,二者互相渗透,决策是管理的核心。管理的任务是设计和维持一种环境,使在这一环境中工作的人们能够用尽可能少的支出实现既定的目标,或者以现有的资源实现最大的目标。

(二)管理学

　　随着生产力的不断发展,管理活动内容日益丰富,人们越来越认识到,管理活动存在着一定的规律性。管理学(science of management)是一门系统地研究管理活动的普遍规律、基本原理和一般方法的学科。它是自然科学与社会科学相互交叉而产生的一门边缘性学科。既是一门具有规范意义的理论学科，也是一门指导管理实践的应用学科，具有广泛性、综合性、实践性等特点。

二、管理的基本特征

（一）管理的二重性

管理的二重性是指管理具有自然属性和社会属性。

1. 管理的自然属性　指与生产力、社会化大生产相联系的属性，具有普遍性和共性。管理的自然属性告诉我们，可以大胆学习、借鉴国外先进的管理经验和方法，为我所用，不断提高管理水平。

2. 管理的社会属性　指与生产关系、社会制度相联系的属性，具有特殊性和个性。管理的社会属性要求我们，引进国外先进的管理经验和方法时，不能照抄照搬，必须结合我国的实际情况，从实际出发开展各种管理创新活动，建立有中国特色的管理模式。

管理的自然属性和社会属性是相互联系、相互制约的。正确认识管理的二重性，有利于指导管理实践。

（二）管理的科学性和艺术性

1. 管理的科学性　指人们不断探索、总结出了一套比较完整的反映管理过程客观规律的概念、原理、原则和方法等知识体系，可以指导具体的管理实践。

2. 管理的艺术性　指管理者能够灵活、富有创造性地运用管理原理、原则和方法来达到管理目的的才能和技巧。

实践上管理的科学性和艺术性是相互依赖、相辅相成的。有效的管理是科学性与艺术性的有机结合。

 知识拓展

管理是科学性与艺术性的有机结合

管理的科学性具有客观规律性，要做到管理的标准化、统一化和制度化；管理的艺术性在实践上反对模式论，具有随机性、灵活性、创造性和多样性，是追求管理方法中与众不同的地方，讲求的是个性和差异。如果管理中只有制度化，则会造成组织死板，缺乏人文关怀；相反如果只有艺术性，则不成规矩，太过讲究人情，一切靠情感做事。所以，有效的管理是科学性与艺术性的有机结合。

（三）管理的普遍性和目的性

1. 管理的普遍性　管理的普遍性是指管理活动涉及范围的广泛性，在人类活动的领域内、人类每一个社会角落,管理活动无处不在。

2. 管理的目的性　任何管理活动都是为了实现一定的管理目的,管理具有明确的目的。管理的目的性指组织管理系统中不同层次管理人员,虽然在执行管理职能时,各有侧重,但都是为实现组织预定目标而努力。

三、管理的基本要素

管理作为一项社会活动,一般认为有4个基本要素。

(一)管理主体
管理主体是指从事管理活动的个体或群体。

(二)管理客体
管理客体是指管理活动的作用对象,即管理的接收者,包括人、财、物、时间、信息和空间等组织所拥有的资源,其中人是管理的主要对象。通常把人、财、物称为管理活动的硬件;把时间和信息称为管理活动的软件。

1. 人力资源　人力资源是管理的主要对象,也是组织的第一资源。人力资源的管理目标是以人为本,人尽其才,才尽其用,最大限度地提高人力资源的价值。

2. 财力资源　财力资源的管理是指按照经济规律办事,对资金的分配和使用进行管理,以保证有限的资金产生最大的效益,是各种经济资源的价值体现。

3. 物资资源　主要指设备、材料、仪器、能源等。应保证做到最优配置、最佳组合、物尽其用,提高利用率。其中,防止积压、浪费、损坏是管理的重要内容之一。

4. 时间　时间反映速度、速率。其管理目标是充分利用时间,做到在最短时间内完成更多的事情,创造更多价值。时间管理的显著特点就是珍惜时间,少花时间多办事。

5. 信息资源　信息是指具有一定价值的新内容、新知识和新消息。信息管理目标是通过广泛收集信息、精确加工和提取信息;快速准确传递和处理信息、科学利用和开发信息等,提高管理的有效性,达到管理收益最大化。

6. 其他资源　管理的其他对象包括空间资源、社会信用等资源。

管理对象是一个相互联系的整体(图1-2)。

(三)管理目标
没有目标就没有管理。管理目标即管理所要达到的目的。尽管各种管理活动的主客体不同、内容不同、范围不同,但有目标是它们的共同特征。

(四)管理方法和手段
1. 管理方法　是指为了达到管理目标和实现管理职能,管理者作用于管理对象的工作方式。管理方法侧重于"软件",常用的方法有行政管理、经济管理、法律管理、思想教育及数量分析方法等。

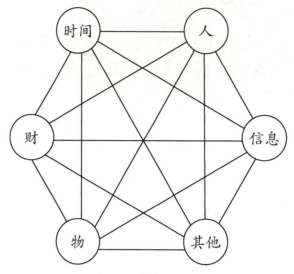

图 1-2　管理对象相互作用关系图

2. 管理手段　是指管理者在管理中所采用的物质条件和管理工具,管理手段侧重于"硬件",如信息化的程度、计算机的使用等。

以上 4 个基本要素缺一不可。总体看,管理活动就是管理主体为达到一定的目的,运用一定的方法和手段对管理对象发生影响和作用的过程。

四、管理的职能

管理的职能是指管理的职责和功能,是管理组织和管理人员应发挥的作用、承担的任务,是管理活动内容的理论概括。20 世纪 50 年代,美国管理学家哈罗德·孔茨(Harold Koontz)和塞里尔·奥·唐奈(Cyril O Donnell)提出了计划、组织、人员配备、领导和控制 5 种管理职能。本教材将从这 5 种职能来阐述管理职能。

1. 计划　计划职能是管理的基本职能,指制定目标及实现目标的途径,确定做什么(what)、为什么做(why)、谁来做(who)、何时做(when)、何地做(where)、怎么做(how)。

2. 组织　组织职能是指资源和活动的最佳配置,包括组织设计、人员配置、组织变革等。

3. 人员配备　人力资源管理职能是指人力资源的有效利用和开发,主要包括选人、育人、用人、评人、留人等方面。

4. 领导　领导职能是激励员工完成组织目标,发挥领导职能的关键是领导者能有效激励下属工作的自主性、积极性和创造性,实现组织目标。

5. 控制　控制职能是根据管理目标和标准衡量实际工作发现偏差并及时采取纠正偏差措施。控制的核心是通过管理活动进行监督和检查,保证目标的实现。

第二节　护理管理概述

护理在实际工作中涉及大量的管理问题，高效的管理不仅可以使护理系统实现有效的运转，而且可以不断提高护理工作质量。

一、护理管理的概念和任务

（一）护理管理的概念

护理管理属于专业领域管理。世界卫生组织（World Health Organization，WHO）把护理管理（nursing management）定义为：为了提高人们的健康水平，系统地利用护士的潜在能力和其他有关人员或设备、环境，以及社会活动的过程。该定义强调了以下几个要素：①护理管理的最高目标是提高人民的健康水平；②护理管理是一个系统过程，管理的对象处于一个系统之中；③护理管理的要素包括以护士为主的有关人力资源、物资设备资源、环境和社会资源等。

现代护理功能是以增进人类健康为主，包括保持健康、预防疾病、减轻痛苦、促进康复。为了实施高质量的护理，不仅要明确护理的功能，确立护理组织，还要实施科学有效的管理。

 知识拓展

南丁格尔对护理管理的主要贡献

近代护理管理是从南丁格尔时期开始的。南丁格尔对护理管理的主要贡献有：①创立了一套护理管理制度；②提出了对医院设备及环境方面的管理要求；③提高了护理工作效率及护理质量；④创建了世界上第一所护士学校，要求护理人员必须经过专门的培训，护理管理者也必须接受一定的管理训练。

（二）护理管理的任务

护理管理的任务是运用管理学的理论和方法来研究护理工作的特点，找出规律性，对护理工作中的诸要素进行科学的计划、组织、人员配备、领导、控制，确保提供正确、及时、安全、有效、完善的护理服务，提高护理工作质量。

二、护理管理的特点

（一）广泛性

护理管理的广泛性，主要体现在管理范围广泛，参与管理的人员众多两方面。护理管理的范围广泛，包括组织管理、人员管理、业务流程管理、质量管理、病房管理、门诊管理、物资管理、科研管理、教学管理、信息管理等。参与护理管理的人员除了不同层次的护理管理者，如护理副院长、护理部主任、科护士长、护士长，各个部门各个班次的护士也都是护理管理者。也就是说，护理队伍中每一位人员所担任的工作中都有管理活动，承担管理责任，这就要求所有护理人员都要学习护理管理知识，具备一定的管理能力。

（二）综合性

管理是一项综合性的活动。护理管理既要综合利用管理学的理论和方法，又要考虑护理工作的特点和影响因素，充分利用有关资源，将理论和实践加以综合应用。

（三）实践性

在护理管理中，管理者将管理的思想和方法运用到护理实践中，处理和解决实际问题。进行有效的护理管理，必须综合分析各种因素，充分利用有关资源。

（四）专业性

护理工作具有很强的专业科学性、专业服务性、专业技术性。因此，护理管理必须适应护理工作的特点，注重培养护士应用护理程序、独立解决问题的能力，注意培养护理人员良好的工作责任感、严谨求实的工作作风和严肃认真的工作态度。

三、护理管理的发展趋势

（一）人性化

从根本上讲，管理是以人为中心的管理。人的管理核心是解决两方面的问题：调动人的积极性和挖掘人的创造力。护理管理的人性化表现为：对外，以患者为中心，为患者提供更好的护理服务；对内，以护士为中心，努力提高护士积极性。只有两方面并重，才能构建和谐的护患关系。

（二）科学化

护理管理人员将科学的理论和技术应用于护理管理实践，提高了护理管理的效率和效果。从发展的趋势看，护理管理者，应既是护理专家，又是管理专家，管理科学将更广泛地与护理管理实践相结合，各种科学的管理技术和方法将成为护理管理人员提高质量与效率的重要工具。

（三）标准化

引入公认的标准体系规范护理管理工作，是近年来护理管理发展的一个趋势。许多发达国家护理管理的潮流是引入 ISO 系列质量管理体系，我国一些医院也相继通过了 ISO 系列认证。实践证明，建立和实行 ISO 系列质量认证，能切实体现"以患者为中心"的护理理念，提高护理质量，增强医院竞争力。

（四）国际化

护理管理的国际化是指不同国家之间护理管理理念和方法相互借鉴、护士互相交流、护理科研相互合作等。随着经济全球化,人口资源跨国流动引起病源和医疗服务国际化,护理管理的国际化日益得到各国护理界的普遍重视。

(五)智能化

护理信息系统是医院信息系统的重要组成部分,其建立和完善改变了传统的护理工作模式,在护理质量管理、人力资源管理、物资管理以及患者安全管理等方面提供支持和服务,提高护理管理工作的质量,促进护理管理的科学化、规范化。

四、护理管理学

(一)护理管理学的概念

护理管理学(science of nursing management)是研究护理管理活动中普遍规律、基本原理、方法和技术的学科。它根据护理学的特点,运用管理学的原理和方法,对护理工作中的人员、技术、设备、信息等诸要素进行科学的计划、组织、领导和控制,从而提高护理工作的效率和质量,更好地满足人们的健康需求。

(二)护理管理学的研究对象

护理管理学研究的范围很广,凡护理学研究的领域或护理活动所涉及的范围,都是护理管理学的研究范围。其研究对象可概括为以下3个方面:

1. 护理内容　包括护理理论、护理实践、护理教育、护理科研等。

2. 护理管理过程　包括护理计划工作、护理组织工作、护理人员配备、护理领导工作、护理控制工作等。

3. 护理资源　包括护理人力资源、财产资源、物质资源、时间资源、信息资源等。

第三节　管　理　理　论

管理理论的形成经历了一个漫长的历史发展过程。经历了管理实践 – 管理思想 – 管理理论的漫长发展过程,即从管理实践中积累起来的管理经验进行提炼和生化,形成对管理活动的系统认识,同时再反作用于管理实践,不断往复,形成管理理论。

一、中国古代管理实践活动和管理思想

中国古代的管理实践活动具有悠久的历史。我国的长城、都江堰等工程,在一定程度上显示了我国古代的系统管理实践活动。中国有着数千年的文明史,在浩如烟海的文史资料中蕴藏着极其丰富的管理思想。下面介绍几种管理思想:

(一)顺道

中国历史上的"道"有多种含义,属于主观范畴的"道"指治国的理论;属于客观范畴

的 "道" 指客观规律。"顺道" 指管理要顺应客观规律。"顺道" 是中国传统管理活动的重要指导思想。根据这种思想，管理者必须 "辨道"，辨识客观规律；必须 "顺道"，根据客观规律的要求组织管理活动。

（二）重人

重人包括两个方面：一是重人心向背，二是重人才归离。我国历来讲究重人之道，用人之道。得人心是得人的核心。我国素有 "求贤若渴" 一说，表示对人才的重视。

（三）求和

"和" 就是调整人际关系。天时、地利、人和是人们普遍认为的事业成功三要素。"天时不如地利，地利不如人和"。人和是发挥天时、地利作用的先决条件。

（四）法治

法律是国家制定或认可的体现统治阶级意志，以国家强制力保证实施的行为规则的总和。法治就是根据法律，而非君主或官吏的个人好恶来调整社会、经济、政治关系，组织社会、经济、政治活动。

（五）守信

办一切事情都要守信。信誉是人类社会人们之间建立稳定关系的基础，是国家兴旺和事业成功的保证，这是我国长期管理实践中产生的信条。商品质量、价格、交货期，以至借贷往来，都要讲究一个 "信" 字。

虽然中国早期的管理思想萌芽较早，甚至在某些方面的运用堪称典范，但由于缺乏系统的阐述，没有形成管理的科学理论。

二、西方管理理论

西方管理理论的发展按时间可以划分为三个阶段：古典管理学阶段（19 世纪末至 20 世纪 30 年代）、行为科学阶段（20 世纪 40 年代至 20 世纪 60 年代）和现代管理阶段（20 世纪 60 年代之后）。

（一）古典管理理论

古典管理理论是以 "经济人" 假设为基础的以物为中心的 "物本" 管理理论。它认为工人工作是为了获取经济利益，经济利益是驱动工人提高劳动生产率的主要动力，代表性的理论主要有泰勒的科学管理理论、法约尔的管理过程理论和韦伯的行政组织理论等。

1. 科学管理理论　费雷德里克•温斯洛•泰勒（Frederick Winslow Tayior, 1856—1915），是美国著名发明家和古典管理学家，他进行了著名的搬运生铁实验、铁锹实验、金属切割实验。通过这三个实验主要解决两个问题：如何提高工人的劳动生产率和如何提高组织的管理效率。其代表作是 1911 年出版《科学管理原理》一书，标志着科学管理理论的形成。

《科学管理原理》的基本出发点是提高劳动生产率，其主要内容有：①实现工具标准化和操作标准化；②推行定额管理；③能力与工作相适应；④实行差别计件工资制；⑤将计划职能和执行职能分开；⑥实行职能工长制；⑦强调例外原则；⑧劳资双方共同协作。

科学管理理论对护理管理产生了深刻的影响，主要应用有：①提出了专业化分工，早期实行了功能制护理；②在护理技术操作方面，制定了护理技术的操作规程和各项护理工作标准；③改善工作条件和环境，使护理用物、仪器、药品规格化，放置位置标准、统一、固定，方便使用，提高工作效率和质量。

 知识拓展

泰勒和科学管理理论

费雷德里克·温斯洛·泰勒（Frederick Winslow Taylor, 1856—1915）出生于美国一个富裕的家庭，18 岁以优异的成绩考入哈佛大学法律系，后因眼病被迫辍学。他从工厂的一名学徒做起，由一名普通工人升至车间管理员、工长，最后任总工程师。他通过一系列科学实验创造性地提出了一整套"科学管理理论"。泰勒兴趣十分广泛，取得了 100 多个专利权。他的创造力源于他对效率及测量的信念。

2. 管理过程理论　法国的亨利·法约尔（Henri Fayol, 1841—1925）被称为管理过程之父或现代经营管理之父。他着重研究如何通过管理职能和高层管理工作来提高劳动生产率。其代表著作是 1916 年出版的《工业管理与一般管理》，标志着一般管理理论的诞生，又称为"一般管理理论"或"组织管理理论"。

其主要内容包括：①管理职能，任何企业都有 6 种不同的基本活动，即管理活动、技术活动、商品活动、财务活动、安全活动、会计活动。管理活动是其中之一，它包含计划、组织、指挥、协调、控制 5 种职能。②归纳了 14 条一般管理原则，即分工、权力与职责相适应、纪律严明、统一命令、统一指挥、个人利益服从整体利益、报酬公平、权力集中、等级链明确、秩序、公正、人员稳定、鼓励首创精神、团队精神。

管理过程理论在护理管理中得到应用：①运用管理职能做好护理管理工作；②医院设立正式的护理管理组织系统，明确各级管理人员的职责与权力；③公平对待每一位护士，增强团队凝聚力。

3. 行政组织理论　德国的马克斯·韦伯（Max Weber, 1864—1920）被称为"组织理论之父"。其代表著作《社会组织与经济组织理论》提出了"理想的行政组织体系"，目的是解决管理组织结构优化问题。

其主要内容包括：①权力与组织，任何组织都必须以某种形式的权力作为基础。②理想的行政组织体系具有以下特征：明确的分工；自上而下的权力等级链；组织成员之间的关系是对事不对人；人员的任用通过正式的考核和培训实现，员工有固定的薪金和明文规定的晋升制度；严格的制度和纪律，有明文规定的升迁和严格的考核制度；除了特殊的职位是通过选举产生外,绝大多数职位成员实行委任制。

行政组织理论在护理管理中的应用:①为功能制护理分工提供依据;②明确各级护理管理人员和护士的职责、权力;③根据岗位和分工不同,合理任用护理管理人员。

(二)行为科学理论

行为科学产生于 20 世纪 20 年代,正式形成一门学科是在 20 世纪 40 年代末到 50 年代初。行为科学的发展可以分为前后两个阶段,前期为人际关系学说,后期为行为科学理论。行为科学理论是利用许多学科的知识来研究人类行为的产生、发展和变化的规律,以预测控制和引导人的行为,达到充分发挥人的作用、调动人的积极性的目的。其前提是"社会人"假设,工人工作除为了获取经济利益,还需要在社会活动中得到其他人的尊重,并寻求工作的乐趣。

1. 人际关系学说 原籍澳大利亚的美国哈佛大学心理学家乔治·埃尔顿·梅奥(George Elton Mayo,1880—1949)是人际关系学说的创始人,他主持了著名的"霍桑实验"。该实验分别研究照明、工作条件、访谈和计件奖金对生产效率的影响。长达 8 年的霍桑实验,展示了一个重要的结论:生产效率不仅受到生理方面、物质方面等因素的影响,更重要的是受到社会环境、社会心理等方面的影响。梅奥根据霍桑实验于 1933 年出版了《工业文明的人类问题》,1945 年出版了《工业文明的社会问题》,提出了人际关系学说。

人际关系学说的主要内容有:①人是"社会人",工人不仅仅是"经济人",还是"社会人",其工作态度受情绪、心理、社会等多种因素的影响;②生产效率主要取决于职工的积极性,取决于人际关系;③职工中存在着非正式组织,这种无形的非正式组织更能影响职工的情绪,有时左右职工的行为;④科学的领导者应善于沟通与倾听,尽可能满足职工的需求,提高其满足感。

2. 行为科学理论 在梅奥等人创建的人际关系学说的基础上,20 世纪 50 年代初,提出了"行为科学"这一名称,并提出用科学知识和方法研究人们的行为,从此行为科学开始形成。

其主要研究内容:行为科学的研究主要集中在以下几个方面:①关于人的需要、动机和激励的理论,其中最著名的是需要层次论和双因素理论;②关于管理中的"人性"的认识理论,其中最著名的是 X-Y 理论和不成熟 - 成熟理论;③关于领导方式的理论,代表性的是领导特质理论、领导行为理论、管理方格理论、领导的连续统一体理论、权变理论等;④群体行为理论,其中最著名的是群体动力学理论和敏感训练理论。

行为科学理论在护理管理中的应用:①重视人的因素;②满足护士不同层次需要;③重视沟通,建立良好的人际关系;④重视激励和奖励;⑤主张采用参与式的管理方式,引导其产生与正式组织一致的目标;⑥关注非正式组织。

(三)现代管理理论

第二次世界大战之后,随着科学技术日新月异的发展,生产和组织规模急剧扩大,生产力迅速发展,生产的社会化程度不断提高,引起了人们对管理理论的普遍重视。许多学者结合自己学科的特点,如数学、法学、哲学、经济学、社会学、心理学等研究现代管理问题,因此形成了多种管理学派。美国管理学家孔茨把管理理论的各个学派称为"管理理论丛林"。

1. 现代管理理论的主要学派

(1)管理过程学派:又称管理职能学派。主要研究管理的过程和职能,将管理理论与管理职能联系起来。其代表人物是哈罗德·孔茨(Harold Koontz),他将管理的职能分为计划、组织、人事、领导和控制5项,强调协调是管理的本质。

(2)系统理论学派:该学派将组织作为一个有机整体,把各项管理业务看成相互联系的网络。其代表人物是弗莱蒙特·E·卡斯特(Fremont E. Kast)和詹姆斯·E·罗森茨维克(James E. Rosenzweig)。

(3)决策理论学派:管理过程就是决策过程,管理的核心就是决策。其代表人物是赫伯特·西蒙(Herbert A. Simon)。

(4)经验管理学派:又称案例学派。强调经验管理的重要性,认为管理应侧重于实际应用,应研究管理经验,通过对各类案例的研究为人们提供解决管理问题的有效方法。其代表人物是彼得·德鲁克(Peter F. Drucker)。

(5)管理科学学派:又称为数量学派,科学管理学派。要解决复杂系统中的管理问题,可以把运筹学、统计学和电子计算机用于管理决策,寻求最佳方案,以达到组织目标。其代表人物是埃尔伍德·斯潘塞·伯法(Elwood Spencer Buffa)。

(6)权变管理学派:在组织管理中要根据组织所处的内外环境条件的发展变化随机应变,没有一成不变、普遍适用、最好的管理理论和方法。该学派的代表人物是弗雷德·卢桑斯(Fred Luthans)。

现代管理理论学派众多,风格各异。这些管理理论使人类管理思想的宝库大大丰富起来,对管理实践有着重要的指导意义。尽管学派林立,但总的趋势是相互渗透和融合。

2. 现代管理理论在护理管理中的应用　重视运用系统的思维和权变的方法来指导护理管理工作;强调以人为本,尽量满足护士的合理需要,改善护士的工作条件和待遇,关心、爱护、尊重护士;强调护理决策的民主化和科学化;应用科学方法产生了护理程序的工作框架;强调根据患者差异,有针对性地进行个体护理;广泛应用计算机技术和数学、统计学、运筹学等技术,定量研究护理管理问题。

第四节　管理的基本原理和相应原则

管理原理(theory of management)是对管理活动的本质及其规律的科学概括。管理原则(principle of management)是人们在对管理原理认识的基础上,引申出来的在管理活动中必须遵守的行为规范。现代管理原理主要包括系统原理、人本原理、动态原理、效益原理四大原理,每项原理又包含若干原则。

一、系 统 原 理

任何管理都是对系统的管理，没有系统，就没有管理。现代管理的重要思想就是系统理论。系统是由相互联系、相互影响的若干部分或要素组成的具有特定功能的有机整体。系统具有集合性、层次性、相关性、目的性、整体性及环境适应性等特征。

（一）系统原理的主要内容

管理对象是一个动态的开放系统，管理对象的每一个要素，都不是孤立的，它既有自己的系统，又与其他系统发生各种形式的联系。在进行管理时，找到系统各要素之间、要素与系统之间、各系统之间、子系统与总系统之间相互依存的关系，运用系统的理论和方法分析问题、解决问题，达到优化管理的目的。

（二）系统原理对应的原则

1. 整分合原则　管理必须在整体规划下，进行明确的分工，在分工的基础上进行有效的综合。概括起来，就是整体把握，科学分解，有效综合。

2. 反馈原则　反馈是指由控制系统把信息输送出去，又将其结果返送回来，并对信息的再输出发生影响起到调控作用，以达到预期的目的。只有有效的信息反馈，才能进行正确的管理控制。

（三）系统原理在护理管理中的应用

1. 具有全局观念　护理系统是医院大系统中的一个子系统，护理系统的各项工作应与医院大系统目标一致，并且与相关部门协调发展，通力合作，才能更好完成医院的工作目标。同时，护理系统的总目标是各个护理人员和单个护理部门独立活动所无法达到的，各级护理部门及人员必须分工协作，并需要明确的权力范围和责任制度来保证。在护理工作中，不能孤立地看问题，必须用系统分析的方法，拥有全局观念，正确处理组织内部与外部、局部与整体、眼前与长远利益的关系。

2. 关注护理系统结构　护理管理工作必须根据所面临的不同环境、任务、内部条件，适时、适当地进行结构调整，确保管理目标的实现。

3. 及时反馈　通过反馈系统发现护理管理中的新情况和新问题，采取灵敏、准确、有力的反馈措施，使管理活动按照预期目标发展，完成护理管理目标。

二、人 本 原 理

人本原理就是管理应"以人为中心"，尊重人、依靠人、为了人、发展人，这是做好管理工作的根本。从"物本管理"到"人本管理"，是20世纪末管理理论发展的主要特点。

（一）人本原理的主要内容

人本原理就是以人为本的管理原理。在管理中把人看作最主要的管理对象和最重要的资源,一切管理活动以人为核心,以调动员工的工作主动性、积极性、自主性和创造性为出发点。在实现组织目标的同时,最大限度实现组织成员的自我价值,力求实现人的全面自由发展。其实质就是充分肯定人在管理活动中的主体地位和作用。

(二)人本原理对应的原则

1. 能级原则　在管理工作中,根据人的能力大小和特长不同,赋予相应的职位以及与职位相应的权力、责任和报酬,使每个人在不同的岗位上做到人尽其才,各尽所能,保证组织的稳定性和管理的有效性。人的能力有大小和等级之分,并随着条件的变化而变化。

2. 动力原则　只有在充分动力作用下,人才能不断发挥主观能动性。管理的基本动力有三种类型:物质动力、精神动力和信息动力。管理者要注意综合运用三种动力,提高管理效能。

3. 参与管理原则　管理者要为员工创造和提供机会,鼓励员工参与管理,以增强员工的责任感,发挥他们的主观能动性。

(三)人本原理在护理管理中的应用

1. 树立以人为本的管理理念　护理管理者要确立人文关怀理念,承认护士的价值和主体地位,尽量满足护士合理要求,为其创造良好的工作环境,激发其积极性,重视她们主观能动性的发挥。

2. 合理安排护士分工　护理管理者必须了解每位护士的能力大小和特长爱好,依据护士能力对工作岗位做出动态调整。

3. 恰当发挥动力作用　分析不同护士的行为基础和工作动机,了解护士个人和职业发展需求,掌握物质动力、精神动力、信息动力对护理人员产生的不同作用,建立有效的护理人员激励机制。

三、动 态 原 理

(一)动态原理的主要内容

管理是一个动态过程,动态是现代管理的重要特征。管理的动态原理就是在管理活动的整个过程中,要求管理者始终注意把握管理对象运动、变化的情况,不断调节各个环节,以保证整体目标的实现。

(二)动态原理对应的原则

1. 弹性原则　是指在管理中必须留有充分的余地,以增强组织管理系统的应变能力,以便遇到新的情况时能及时调整管理活动,保证预定目标的实现。

2. 随机制宜原则　是指管理者应从具体实际出发,随机应变,根据组织内、外部条件的变化做相应的调整,因时、因地、因人、因事不同而采取适宜、有效的管理办法。

(三)动态原理在护理管理中的应用

护理工作具有复杂性、不确定性、突发性、风险性等特点。护理管理者要有动态管理观念,用动态原理指导护理管理实践。工作中要有预见性,遵循弹性和随机的原则,保持护理组织的稳定和发展活力。随着护理工作模式和护理管理模式的变化,护理人员的观念、行为方式、人员结构及知识水平都在不断地变化,护理服务的对象和内容也在不断变化,对护理工作不断提出新的要求。护理管理者必须重视收集信息,及时反馈,根据环境变化对护理管理的新要求,有效地进行动态管理。

四、效 益 原 理

效益是管理的永恒主题。任何组织的管理都是为了获得某种效益。效益的高低直接影响着组织的生存和发展。

(一)效益原理的主要内容

管理的根本目的在于创造出更好的效益。"效益"从字面来讲,就是管理工作者努力工作后得到的效果,加上从工作中收获的利益,是效果和利益的总称。效益原理是指以最小消耗和代价实现最大社会效益和经济效益。效益原理要求管理者不能做一个只讲动机不讲效果的"原则领导者",或忙忙碌碌的"事务工作者"。

(二)效益原理对应的原则

效益原理对应的原则是价值原则。价值原则是指在管理过程中要以提高效益为中心,科学、有效、合理地使用人、财、物、时间和信息等资源,以创造最大的经济价值和社会价值,即以最少的耗费达到最高的效益。

(三)效益原理在护理管理中的应用

1. 正确处理社会效益与经济效益之间的关系 一般来说,经济效益和社会效益是一致的。护理管理者要以社会效益为最高目标,在追求护理经济效益的同时注重追求社会效益。

2. 坚持整体性 护理管理者既要从全局效益出发,又要从局部效益着眼,以获得最佳的整体效益。

3. 长期效益与短期效益相结合 护理管理者要善于把长期效益与短期效益相结合,增强工作的预见性、计划性,减少盲目性、随意性,达到事半功倍的效果。

4. 讲实效 护理管理者在工作中不仅要注重动机和结果,还要注重工作效益,才能在激烈的竞争中立于不败之地。

> **本章小结** 本章学习重点是管理及护理管理的相关概念,管理职能,管理的基本要素、基本原理及基本原则。难点是主要管理理论的理解以及在护理管理中的应用。在学习过程中注意将所学管理概念、管理理论与临床护理管理实践紧密联系,培养应用管理理论解决问题的意识,提高运用知识解决问题的能力。

(冯开梅 刘茹军)

思考与练习

1. 解释管理、护理管理的概念。
2. 简述管理的职能。
3. 简述管理的基本原理。

第二章 | 计 划 工 作

02章 数字资源

学习目标

1. 具有珍惜时间的品质。
2. 掌握计划工作的一般步骤；ABC 时间管理的方法。
3. 熟悉计划工作的原则；目标管理的基本程序；时间管理的步骤；管理决策的分类及步骤。
4. 了解计划工作的概念、类型；时间管理及管理决策的概念。
5. 学会制定护理管理计划及个人的工作学习计划；学会运用时间管理方法避免时间浪费。

　　"凡事预则立，不预则废。"其中的"预"就是指计划。人们从实践中发现，凡事只有制定计划并付诸实施，才能达到预期的目标。计划是管理工作中最基本、最重要的职能，管理的过程也是从计划开始的。计划是指为了实现决策而确定的目标及预先进行的行动安排，是工作或行动之前预先拟定的方案，包括工作的具体目标、内容、方法和步骤等。计划既包含组织目标的确定，又包含确定实现目标的途径，计划是通过将组织在一定时期内的活动任务分解成不同环节，再分派到组织的每个部门、环节和个人，为工作提供具体的依据，为目标的实现提供保证。

 工作情景与任务

导入情景：

　　某医院共有床位 400 张，其中肿瘤科有床位 40 张，患者平均住院日 21d，除护士长外，有护士 16 人，护师及以上职称 3 人。近日，肿瘤科护士长准备开展经外周静脉穿刺的中心静脉导管（PICC）置管业务，但科室尚无人员经过 PICC 置管的培训。据调查，该地区其他医院均未开展 PICC 置管业务，只有两所省级医院和一所肿瘤医院开展该项业务。护士长计划对科里护士轮流进行 PICC 置管业务培训。

工作任务：

1. 分析该医院肿瘤科开展 PICC 置管业务计划的可行性。
2. 分析近期该肿瘤科护士 PICC 置管业务培训计划的可行性。

第一节　计划工作概述

一、计划工作的概念及作用

（一）计划工作的概念

计划工作（plan）是根据需要解决的问题，经过科学的预测，权衡客观的需要和主观的可能，制定出组织目标，统一指导组织内部各部门及人员的活动，以实现组织的宗旨。计划是人们对未来的筹划和安排。计划有静态和动态之分。从静态角度看，计划是指规划好的行动方案或蓝图，包括实现的具体目标、内容、时间、方法、步骤等。从动态角度看，计划是指准备在未来从事某项工作，预先确定行动的具体目标、内容、时间、方法、步骤、手段等过程，我们通常称之为计划工作或计划职能。

计划工作有广义和狭义之分。广义的计划工作包括制定计划、执行计划和检查计划执行情况三个阶段。狭义的计划工作仅指制定计划的活动过程，即根据组织内外部的实际情况，权衡客观的需要和主观的可能，通过科学的预测，提出在未来一定时期内组织所要达到的目标，以及实现目标的方法或途径。

计划工作的核心是决策，即对未来活动的目标及通向目标的多种途径做出符合客观规律以及当时实际情况的合理抉择。因此，它是一个科学性很强的管理活动。计划工作也是管理活动中创新的关键，因为它是针对需要解决的问题和新任务来进行的，为更好地解决问题及制定行动方案，需要管理者大胆创新。

 知识拓展

用"5W1H"做好计划

做好计划工作，必须解决"5W1H"问题。What：即预先决定要做什么？指设立目标和内容，明确计划工作的具体任务和要求。Why：论证为什么要这样做？弄清原因和理由，明确计划的宗旨、目标和战略。Who：由谁来做？落实执行人员，规定计划的每个阶段由哪些部门和人员来负责、协助、监督执行等。When：确定何时做？明确计划的开始及进度，以便进行有效的控制和对人力及资源的平衡。Where：在什么地方做？确定实施计划的地点和场所，掌握和控制环境条件和空间布局。How：如何去做？制定实施措施，对人、财、物等资源进行合理使用和分配。

（二）计划工作的作用

1. 明确工作目标和努力方向　通过计划所设立的目标，使组织中的每一个成员明确应承担的任务、要求和努力的方向，思考为达到目标应采取的步骤，并为实现组织目标形成精诚合作、步调一致的协作团队，努力完成工作。

2. 有利于应对突发事件及减少工作中的失误计划　虽然无法消除环境的变化和未来不确定的因素影响，但在计划中，管理者必须预期未来的可能变化，预测变化趋势及考虑对组织活动的影响，做出正确评估，制定适应变化的最佳方案。因此减低了工作中的不确定因素，有效回避风险，并有利于减少工作中可能的失误，保证组织长期稳定的发展，达到预期的结果。

3. 提高管理效率和效益　计划工作提供了明确的工作目标和实现目标的最佳途径，使组织中的成员能够按照实现目标的方案，对人力、物力、财力、时间和信息等资源合理的分配和使用，最大程度地避免重复和浪费以及不协调行为的发生，产生管理高效率和经济最好效益。

4. 形成管理控制工作的基础　控制和计划密切相连，是管理职能中两个重要环节。计划工作为组织活动提供了工作内容、任务要求、进度、步骤及预期目标等，成为管理工作中控制活动的标准和依据。管理者可根据计划要求进行对照，发现问题和偏差，及时采取措施纠正、修订和调整原计划以保持正确的方向。计划工作成为保障工作质量和效果的基础及促进因素。

二、计划工作的类型及形式

（一）计划工作的类型

1. 按计划的时间划分

（1）长期计划：一般指5年以上的计划。长期计划涉及未来的时间长，具有战略性，科学预测性强，多为重大的方针、策略。一般由高层管理者制定。如医院创建三级甲等医院达标计划。

（2）中期计划：介于长期和短期计划之间，一般指1年以上到5年以内的计划。中期计划涉及未来的时间较短，具有战役性，对未来的预测相对容易，但对未来仍不能完全把握。一般由中层管理者制定。如医院创建三级甲等医院达标计划中的人力资源配置计划。

（3）短期计划：一般指1年或1年以下的计划。短期计划涉及未来的时间短，具有战术性，以问题或工作任务为中心。一般由基层管理者制定。如年度护理工作计划。

2. 按计划的约束程度划分

（1）指令性计划：是指由各级主管部门制定，以指令的形式下达给执行单位，规定出计划的方法和步骤，要求严格遵照执行的，具有强制性的计划。特点是易于执行、考核及控制。如各项政策、法规等。

（2）指导性计划：是指由上层管理者下达给各执行单位，需要以宣传教育及经济调节等手段来引导其执行的计划。如医院各科室业务学习计划等。

3. 按计划工作的层次划分

（1）战略计划：指决定整个组织的目标和发展方向的计划。一般由高层管理者制定，时间跨度较大，对组织影响深远，涉及的职能范围较广。

（2）战术计划：是战略计划的实施计划，较战略计划更加具体。一般由中层管理者负责制定，通常按照组织的职能进行制定，涉及的范围是指定的职能领域，时间跨度较短。

（3）作业计划：是战术计划的具体执行计划，是为各种作业活动制定的详细具体说明和规定，是实际执行和现场控制的依据。一般由基层管理者负责制定。

4. 按计划工作的重复性划分

（1）持续性计划：是为了重复完成某些目标而进行重复行动的计划。

（2）一次性计划：是为了完成某一特定目标而制定的计划，目标完成后即废弃。

5. 按计划工作的范围划分

（1）整体计划：是指整个组织范围的全面计划，又称为总计划。

（2）职能计划：是指各职能部门以其业务范围进行的计划。

（二）计划工作的形式

计划工作的形式是指用文字和指标等形式所表述的组织以及组织内不同部门和不同成员，在未来一定时期内关于行动方向、内容和方式安排的管理事件。计划的内容广泛，存在形式多样，由抽象到具体可分为宗旨、目的或任务、目标、策略、政策、规程、规则、规划以及预算。

1. 宗旨　是组织或系统对其信仰和价值观的表述，宗旨回答一个组织是干什么的，应该干什么。护理工作的宗旨应包括：

（1）护理活动：包括对护理理论、护理教育、护理实践、护理科研、护理行政、护理管理以及护理在整个组织中的地位等问题的认识和观点。

（2）患者：包括对患者权利、患者家庭的认识和态度。

（3）护士：包括对护士权益、专业发展、护士职责和晋升标准等问题的认识和观点。

2. 目的或任务　是社会赋予组织的基本任务和职能，用来回答组织是干什么的，以及应该干什么的问题。例如，医院的任务是提供医疗、教学、科研、预防和社区卫生服务；世界卫生组织规定护士的任务是"保持健康、预防疾病、减轻痛苦、促进康复"。

3. 目标　是在任务指导下，整个组织活动所要达到的具体成果。目标不仅仅是计划工作的终点，也是组织工作、人员配备、领导以及控制工作等活动所要达到的结果。目标必须具体、可测量。例如，医院护理部制定"本年度护理技术操作合格率达到95%"的目标。

4. 策略　是组织为实现目标而采取的对策，为解决问题采取的行动指明方向。如中小型医院在竞争中生存、发展的策略重点是建设特色专科。

5. 政策 是指组织在决策或处理问题时,指导及沟通思想活动的方针和一般规定。政策一般比较稳定,由高层管理者确定。例如护士的专业技术职务晋升政策等。

6. 规程 是根据时间顺序而确定的一系列相互关联的活动,它规定了处理问题的方法、步骤,包括活动时间和先后顺序。规程规定了办事细则,具有严格的指定性。如各项基础护理技术操作规程。

7. 规则 是根据具体情况,对是否采取某种特定行为所作的规定。规则也可以理解为规章制度、操作规则。规则容易和政策、规程相混淆,规则和政策的区别在于规则在应用中不具有自由处置权,例如,心内科护理常规。而规则和规程的区别在于规则不规定时间的先后顺序。如医院中有"禁止吸烟"的规则。

8. 规划 是为实施既定方针所采取的目标、程序、政策、规则、任务分配、步骤、资源分配的综合体。在通常情况下,规划都有预算支持。一个主要规划可能需要许多派生计划。如护理人员的职业发展规划等。

9. 预算 是用数字形式对预期结果进行描述的一种计划。预算可以使计划更加精确和科学,为实现计划服务。如医院新建病房大楼的经费预算等。

三、计划工作的原则

1. 系统性原则 计划的目的是实现组织的整体目标。因此,计划工作要从组织系统的整体出发,全面考虑系统中各要素的关系以及它们与环境之间的关系,把握他们的必然联系,统筹规划。

2. 重点原则 计划的制定既要考虑全局,又要分清主次,抓住重点,重点解决影响全局的问题。如制定预防卧床患者压疮发生的计划,重点是解除压力、定时翻身等。

3. 创新原则 计划是面向未来的,要求针对任务、目标及对未来情况进行分析预测,以科学为基础,结合实际需要和现有条件,充分发挥创造力,提出一些新思路、新方法、新措施,因此计划是一个创造性的管理活动。

4. 弹性原则 尽管人们可以用各种科学方法对未来的发展做出预测,用以指导计划的编制,但事物的发展变化是人们难以准确预料的,有时也会出现偶然及突发事件。因此,制定计划时必须要有一定的弹性,留有一定的调节余地,以预防及减少未来不确定因素对计划实施可能产生的冲击及影响。

5. 可考核原则 目标是行动的起点和终点,计划工作必须始终坚持以目标为导向。目标应具体、可测量、可考核,作为计划执行、评价过程的标准和尺度。例如,护理部年度目标为"本年度护理人员三基考核平均达到85分",既有时间标准,又有结果标准。

四、计划工作的一般步骤及应用

计划工作是管理的基本职能,是一种连续不断的程序,通过此程序,组织可以预测其发展方向,建立目标并采取合适的行动方案以达到组织的目标。编制计划的步骤可分为以下八个阶段:分析形势、确定目标、评估资源、拟定备选方案、比较方案、选定方案、制定辅助计划、编制预算(图2-1)。

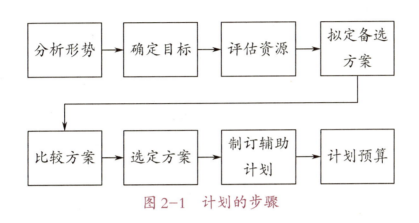

图 2-1　计划的步骤

1. 分析形势　计划工作的第一步就是对系统或组织现存的形势进行分析和评估。通过分析和评估,全面了解将来可能出现的机会,根据自身的优势和不足分析自己所处的地位,明确希望解决的问题,以及为什么要解决这些问题,并期望得到什么。评估分析形势的内容包括:①市场,社会需求、社会经济、社会环境,以界定组织的市场;②社会竞争,行业状况,确定竞争性质和战胜竞争对手的战略;③服务对象的需求;④组织资源,组织内部优势和劣势。

2. 确定目标　计划工作的第二步是在分析形势的基础上,为组织或个人确定计划工作的目标。目标是指期望达到的成果,包括时间、空间、数量三个要素,即在一段时间内组织中某项工作所要达到的具体指标,如"本年度基础护理合格率达到90%"。制定组织目标,应注意:①满足并保证国家的要求;②掌握社会的发展动向,满足社会需要;③体现组织长期计划的要求;④掌握组织上一年度目标达成情况以及存在的问题。

3. 评估资源　计划工作的第三步是评估资源,确定有利于计划实施的前提条件。计划的前提条件可分为外部前提条件和内部前提条件。外部前提条件是指整个社会的政策、法令、人口、经济、技术等;内部前提条件是指组织内部的政策、人力、技术、物资、经费等。在制定计划时,要确定对计划工作有关键性作用的前提,即对计划的贯彻落实具有最大影响的那些因素。可用"SWOT分析法"进行前提条件分析,其中S(strength)指组织内部的优势,W(weakness)指组织内部的劣势,O(opportunity)指组织外部可能存在的机遇,T(threats)指组织外部可能的不利影响。

SWOT 分析法

SWOT 分析法又称态势分析法,在 20 世纪 80 年代初由旧金山大学的管理学教授提出来的。SWOT 分析法是一种能够较客观而准确地分析和研究一个单位现实情况的方法。SWOT 分析是把组织内外环境所形成的机会(Opportunities),风险(Threats),优势(Strengths),劣势(Weaknesses)4 个方面的情况,结合起来进行分析,以寻找制定适合组织实际情况的经营战略和策略的方法。

根据环境因素分析和 SWOT 矩阵的构造,便可以制定相应的行动计划。制定计划的基本思路是:发挥优势因素,克服弱点因素,利用机会因素,化解威胁因素;考虑过去,立足当前,着眼未来。运用系统分析的方法,将排列与考虑的各种因素相互联系并加以组合,得出一系列企业未来发展的可选择对策(图 2-2)。

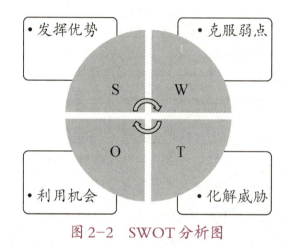

图 2-2 SWOT 分析图

4. 拟定备选方案 计划工作的第四步是提出备选方案。实现目标的途径是多条的,一个计划往往会有几个可供选择的方案,从方案中选择一个或几个最有成功希望的方案并进行分析。通常,大多数人都想到的方案不一定就是最好的方案,一个不引人注目的方案或常人提不出的方案,效果反而较好,要体现方案的创新性。拟定备选方案应考虑以下因素:①方案与组织目标的相关性;②可预测的投入与效益之比;③公众的接受程度;④下属的接受程度;⑤时间因素。

5. 比较方案 计划工作的第五步是分析备选方案的优、缺点,并对各个方案进行比较。根据计划的科学性、可行性、合理性、经济性等对方案进行系统的论证。有的方案获利较多,但是需要投入大量资金,而且资金回收期较长;而有的方案获利较少,但是风险也较小;还有一些方案虽然目前获利少,但可能更符合组织的长远发展,这就需要对各个方案进行评价。评价备选方案时,应注意:①认真考察每一个方案的缺点和制约因素;②用总体的效益观点来衡量方案;③既要考虑到每个方案有形的,可以用数量表示出来的因素，又要考虑到无形的、不能用数量表示出来的因素；④要动态的考察方案的效果，不仅要考虑方案执行所带来的利益，还要考虑方案执行所带来的损失，特别注意那些潜在的、间接的损失。

6. 选定方案　计划工作的第六步是选定方案。即根据科学性、可行性、合理性、经济性等对备选方案进行分析，选出最令人满意的方案。选择方案就是确定计划的过程。在分析和评价方案时可能出现两个或多个可行方案。这种情况下，管理人员可能会决定同时采纳多个方案，或者确定首先采取哪个方案，再将其他方案也进行细化和完善，作为备选方案。

7. 制定辅助计划　计划工作的第七步是根据选定的方案，制定派生计划辅助该方案，也就是总计划下的分计划，只有派生计划完成了，主计划才有保证。如某医院决定开设社区护理服务项目时，这个决策需要制定派生计划作为支撑，比如社区护理人员培训计划、护理设备添置计划等。

8. 编制预算　计划工作的最后一步是编制预算，即通过数字形式来反映整个计划。预算是对人员、设备、经费和时间等资源进行分配，对各类计划进行汇总和综合平衡，以保证计划目标的实现。

五、计划在护理管理中的作用

计划对组织的经营管理活动有着重要的指导作用，一个好的计划，应当是科学性、准确性很强的计划，可以使组织的工作事半功倍。在护理管理工作中，计划工作发挥着重要的作用。

1. 有利于减少工作失误　计划虽然无法消除环境中的可变因素，但是管理者可以通过预测未来的可能变动，考虑到各种变动对于组织活动的冲击，提前作出适当的反应，并对各种反应可能产生的结果作出评估，从而减少工作失误。例如，护理计划就是根据患者的健康状况做细致周密的评估，提出解决问题的方案，判断患者可能出现的健康问题，从而提出相应的解决措施。

2. 有利于实现组织目标　计划为员工确定了工作目标和实现目标的途径，明确了哪些行动可以保证组织目标的实现，有利于组织中全体成员的行动统一到实现组织总目标上来。例如，详细周密的护理计划可以使护士从容地应对各种突发性事件，以保证目标的实现。

3. 有利于合理利用资源　计划通过对组织的资源进行合理配置和有效利用，可以减少重复的行动和多余的投入，避免资源浪费。例如，合理的排班计划可以使各层次护理人员做到人尽其才，才尽其用，最大限度地利用人力资源，提高工作效率和服务质量。制定完善的物资领取、使用、保管、维护计划，则可以减少不必要的浪费，提高物资利用率。

4. 有利于组织控制工作　控制的实质是及时纠正计划执行过程中出现的偏差。如果我们不知道要达到什么目标,也就无法确定是否实现了目标,因此,计划是控制的基础。由于临床护理工作复杂、多变,所以在制定和执行计划过程中可能会出现偏差。管理者可以通过控制工作及时发现偏差,并通过反馈来修订原计划,使其保持既定的方向。例如,检查医院一级护理的实施情况,就必须按照计划制定的标准,来考核实施的效果。

第二节 目标管理

目标管理(management by objectives, MBO)也称成果管理。是以泰勒的科学管理和行为科学管理理论为基础形成的一套管理制度,其概念是由美国管理学家德鲁克最先提出,后经管理学家不断完善和管理实践的检验,已成为一种公认的管理思想、管理制度和管理方法。这种管理方法广泛应用于企业和医院管理中,可提高员工的工作积极性和创造性,提高组织的经济效益和社会效益。

一、目标概述

(一)目标的概念

目标(objective)是指在宗旨和任务指导下,整个组织要达到的可测量的、具体的成果。在确立目标之前,组织必须明确其宗旨和任务。

(二)目标的性质

1. 目标的层次性　从组织结构的角度看,组织是分层次的系统组织。因此,组织的目标也是层次分解构成一个完整的目标体系。在组织的层次体系中,不同层级的管理者参与不同类型目标的建立。

2. 目标的网络性　目标和计划形成一个互相联系着的网络,组织中的各种目标相互关联、相互协调和相互支持,通常是通过各种活动相互促进来完成。

3. 目标的多样性　目标按照优先次序可分为主要目标和次要目标;按目标的性质可分为定性目标和定量目标;按时间长度可分为长期目标和短期目标;按目标的确定性可分为明确目标和模糊目标等。

4. 目标的可考核性　将目标量化是对组织活动的控制和对目标进行考核的方式。针对定性的目标,尽管不能和定量目标一样考核得非常准确,但也应明确目标特征和完成日期来提高可考核的程度。

5. 目标的可接受性　对目标完成者来说,这个目标必须是可以接受和可以完成的,才能够产生激励作用。如果目标超出其力所能及的范围,会影响目标的实现。

6. 目标的可挑战性　对于完成者来说,当目标具有一定挑战性时,更能够激发其产生动力去完成,对完成目标的期望和挑战能够给组织成员带来激励和促进作用。

（三）目标的作用

组织目标决定着组织管理活动的内容、管理的结构和层次、管理方法的选择和人员的配备等。它主要有以下作用：

1. 主导作用　目标明确了组织的工作方向，对组织的管理活动、发展规划和员工的努力方向都起着主导作用。管理者只有明确了组织目标，才能判断正确的方向，进行科学的决策。

2. 标准作用　目标是衡量组织成员工作结果的尺度。评价结果的及时反馈又可以帮助组织成员进一步明确行动方向，保证组织目标的实现。如急救物品完好率达100%，就是衡量急诊科护理工作的标准。

3. 激励作用　明确具体又切实可行的组织目标，可以将个人需要和组织目标有机地结合，提高组织成员的积极性、主动性，激励员工在实现组织目标的同时，发挥个人潜能，在组织中获得更好的发展。

4. 协调作用　目标规定了组织成员的具体任务和责任范围，对组织各部门及成员的思想和行动具有统一和协调作用，可以使部门及成员之间保持思想、行动协调一致，从而提高工作效率。

（四）有效目标的标准

1. 明确性　目标的陈述必须明确、具体，清楚地表示出可供观察的行为。例如："心内科护士熟悉除颤仪的使用"就是一个模糊的目标，而"心内科的护士应具有独立、安全使用除颤仪的能力"则较为明确。

2. 可测性　为了便于检查、评价目标的实施情况，在制定目标时应尽量具体、可测量。如7日内患者拄拐杖能行走100米。

3. 现实性和挑战性　目标的难度应适宜。目标过低，不能激发员工的主观能动性；过高，则容易挫伤员工的积极性。因此，制定的目标要有一定的难度，要高于现有水平，可以遵循"跳一跳，够得着"的原则，这样可以促进个人的成长和发展；同时，目标又要立足于实际，做到切实可行。

4. 约束性　目标的实现必须要有制约条件，即实现目标的前提条件。包括客观资源条件，制度、法律等方面的限制性规定等。

5. 时间性　目标必须有具体的时间限制。在制定目标时，要根据任务的轻重缓急，拟定出实现目标的具体时间，并定期检查目标的实现情况，及时掌握工作的进程，以便对员工进行指导。如"本年度护理事故发生次数为零"。

二、目标管理概述

（一）目标管理（MBO）的概念

经典管理理论对目标管理的定义为：目标管理是以目标为导向，以人为中心，以成果为标准,使组织和个人取得最佳业绩的现代管理方法。它既是一种激励技术,又是员工参与管理的一种形式。

 知识拓展

目标管理概念的由来

美国管理学家彼得·德鲁克(Peter F. Drucker)于1954年在其著作《管理实践》中最先提出了"目标管理"的概念,其后他又提出"目标管理和自我控制"的主张。德鲁克认为,并不是有了工作才有目标,而是相反,有了目标才能确定每个人的工作。

目标管理提出以后,美国通用电气公司最先采用,并取得了明显效果。目标管理是以管理心理学中的"Y理论"为基础的,是心理学与组织行为学中的目标论。通过目标的激励来调动广大员工的积极性,提倡个人能力的自我提高,其特征就是以目标作为各项管理活动的指南,并以实现目标的成果来评定其贡献大小。目标管理是具体化展开的组织目标成为组织每个成员、层次、部门的行为方向和激励手段,并成为评价组织工作绩效的标准,从而使组织能够有效运行。目标管理被认为是一种加强计划管理的先进科学管理方法。

目标管理重视人的因素,是参与的、民主的、自我控制的管理制度,是把个人需求与组织目标结合起来的管理制度。通过将组织的整体目标逐级分解,转换为各单位、各员工的分目标。将组织目标、部门目标及个人目标并为一体,这些目标方向一致,环环相扣,相互配合,形成协调统一的目标体系。只有每个人员完成了自己的分目标,整个组织的总目标才有完成的希望。目标管理重视成果,以制定目标为起点,以目标完成情况的考核为终点。

目标管理,可以让员工明确自己努力的方向;提供员工参与决策的机会,发挥个人的力量和潜能;客观、公正地评价,使员工认同自己的成果,获得成就感。

(二)目标管理的特点

1. 管理者和员工共同参与管理　目标管理是一种系统管理思想,以组织目标为核心,由管理者和员工共同参与制定目标的过程,各部门参与成员明确自己的任务、方向和考评方式,通力合作,努力实现组织目标。目标管理要求组织目标与个人目标更密切地结合在一起,有利于增强员工的工作满足感,调动员工的积极性,增强组织的凝聚力。

2. 强调自我管理　在目标管理中,上级的职责主要是制定和分解目标,最后依据目标进行考核。而目标的实施,则由员工自己进行,通过自身监督与衡量,不断修正自己的行为,以实现组织目标。工作过程的自我管理,可以提高员工的工作积极性和创造性,增强员工的责任感。

3. 强调自我评价　目标管理在确定分目标时,明确了将来的考评方式、内容和奖惩措施,通过建立一套完善的目标考核体系,按员工的实际贡献大小客观评价,使评价更具有建设性。对取得的工作成果进行评价时,特别强调自我对工作的成绩、不足、错误进行对照总结,自检自查,提高工作效益。

4. 重视工作成果　传统的管理方法认为,过程重于结果。因此,在工作中,更关注员工的工作态度、工作过程和付出的劳动等,忽视目标实现的程度。目标管理则更注重员工的工作成效,管理者通过考核员工目标实现的程度,确定奖罚与否,从而激发员工的工作积极性。

5. 目标管理具有整体性　目标管理是将总目标逐级分解,各分解目标要以总目标为依据,方向要一致,每个部门、每个成员需要相互合作、共同努力,以保障总体目标的顺利达成。

因此,在临床工作中,护理部通过集思广益制定护理目标后,将目标分解,权力下放,在实施目标管理的过程中,对完成目标的具体过程、途径和方法,不过多干预。但要制定绩效考核制度和措施,通过检查、考核、反馈信息,加强对各层级护士的目标达成的程度定期评价,并在反馈中强调和督促各级护士自纠自查,促进护士更好地发挥自身作用,提高控制目标实现的能力,最终在大家共同配合努力下实现总目标。

(三)目标管理的基本过程

目标管理一般分为计划、执行和检查评价三个阶段。这三个阶段周而复始,螺旋式上升,最终达到目标(图2-3)。

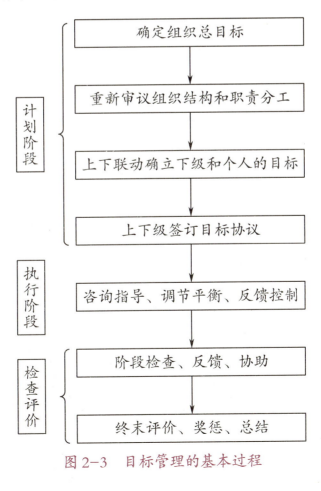

图2-3　目标管理的基本过程

1. 计划阶段　制定一套完整的目标体系是实施目标管理的第一步，也是最重要的一步。目标制定得越合理明确，过程管理和评价越有效。这一阶段可分为以下四个步骤：

（1）确定组织总目标：由管理者和员工共同讨论研究制定，符合组织的长远发展计划和客观环境条件的总体目标。

（2）审议组织结构和职责分工：目标管理要求每一个目标都有确定的责任主体。因此，在制定总目标之后，需要重新审查现有的组织结构，根据目标进行调整，明确职责分工。

（3）制定下级和个人的分目标：在总目标的指导下，制定下级和个人的分目标。分目标要支持总目标，个人目标要与组织目标相协调。在制定分目标时要注意：重点突出，不宜过多；目标尽量具体，可测量，便于考核；目标具有挑战性，有激励作用。

（4）形成目标责任：上级和下级之间就实现目标所需要的条件及实现目标后的奖惩事宜达成协议，并授予下级相应的权力。

2. 执行阶段　目标管理强调执行者的自我控制，即自主、自治、自觉、自行选择完成目标的方法和手段，但不等于达成协议后管理者就可以撒手不管。相反，由于形成了目标体系，管理者应对目标实施过程进行定期地指导和检查。检查时，由下级主动向上级提出问题和报告，上级主要是协助、支持、提供良好的工作环境和信息情报。

3. 检查评价　属于目标考评阶段。评价的目的是实现奖罚预案，达到激励的目的；总结经验教训，不断修正更新目标，开始新的循环。

（1）考评成果：达到预定期限后，及时检查评价目标实现情况。评价的方法有自我评价、同行评价、专家评价、领导评价等。

（2）奖惩兑现：按照协商好的目标成果及奖惩条件，对目标责任者实施奖惩，如工资、奖金、职务的晋升和降免等，以达到激励先进，鞭策后进的目的。

（3）总结经验：总结目标管理中的经验和教训，找出存在的不足，在此基础上，制定出下一轮的目标，开始新的循环。

三、目标管理在护理管理中的作用

护理目标管理是将护理整体目标转化为各个部门、各个层级及每个人的分目标，建立完善的管理目标体系，实施具体化的管理行为，最终实现总目标的过程。目标管理在护理管理中的作用有以下几个方面：

1. 提高护理管理效率　目标管理需要护理管理者根据实施目标的人力、物力、财力、信息等资源情况，进行科学合理配置，明确各级护理人员的职责和任务。上、下级之间对目标进行具体的、可操作的协商和讨论后，清楚地划分各层管理者的职责范围和工作呈报关系，提高护理管理的效率。

2. 调动护理人员的积极性　护理管理的各级目标是经过各级护理人员共同协商制

定的。护理人员参与了目标的设置，明确了自己的地位、作用和职责，明确了个人利益和组织利益的紧密联系，明确了目标实现后，奖励的公正性、客观性，这些都有助于发挥护理人员的内在潜力和工作积极性，提高工作效率。

3. 有利于控制工作　护理目标管理使考核目标明确，可以作为护理管理者监督控制的标准。通过对护理人员定期的检查、督促、反馈、小结，及时发现偏差，给予纠正、调整，做到有效控制。

第三节　时间管理

每天每个人都会有 86 400 秒时间，面对这样一笔财富，应该怎样利用呢？在护理管理活动中，对时间进行有效管理，使时间的价值得到进一步的体现，提高时间的利用率和有效性，具有重要的现实意义。

一、时间管理的相关概念及重要性

（一）时间和时间管理的概念

1. 时间（time）　时间是物质存在的一种客观形式，是一种不可再生的无形资源，具有客观性、恒常性、无替代性、无储存性等特点。①客观性：时间是物质运动过程的持续性和顺序性，同物质一样是客观存在的、永恒的。人们可以通过认识和利用它的客观规律，从而较快的实现预定目标。②方向性：时间一旦逝去将永远丧失。在哲学上，时间的方向性也称"一维性"。③无储存性：时间资源与其他资源的重要区别就是无储存性，无论你是否使用，时间都照常消耗，不可租用买卖，也无法储存。

2. 时间管理（time management）　时间管理就是在同样的时间消耗下，为提高时间的利用率和有效性而进行的一系列控制活动。包括对时间进行计划和分配，保证重要工作的顺利完成，并留出足够的余地及时处理突发事件或紧急变化。时间管理能够提高工作效率，防止工作拖延，更有序地处理问题。对时间的管理，就像对人、财、物、信息的管理一样，是体现有效管理行为的重要特征。

（二）时间管理的重要性

1. 提高工作效率　时间管理其实就是"自我管理"，是一种个人的计划。因为我们不能让时间停下来，也不能控制时间的流逝，所以我们只能管理自己，在有限的时间内提高工作效率。

2. 提高时间价值　虽然时间是无形的，但它是有价值的，这种价值可以通过一个人在一定时间里取得的成就和对社会的贡献来衡量。成功者和不成功者具有相同的时间，但是创造的价值不同，所以时间的价值也不同。对于成功者来说，取得的成果越多，对社会的贡献越大，时间的价值就越大。如果我们能够学会科学管理时间，那就能创造更多的成就和贡献,也将获得更大的时间价值。

3. 提高时效观念　在临床护理工作中,护士能够做好时间管理具有重要的意义。因为护士学会了时间管理,不仅能够很好地把控好自己的时间,还能直接或者间接地影响着患者或同事的时间。例如在抢救患者、开展突发意外的护理工作时,如果能够驾驭好时间,往往会对工作产生积极的影响作用。因此,时间管理对提高时效观念是很重要的。

4. 提高生命价值　人们探索如何提高时间效率和克服时间浪费,一方面是由于生产力发展的客观需要,只有掌握好"时间管理",才能提高生产力,才有利于未来发展;另一方面是由于自身对社会贡献和成就的需要,人们期望在有限的时间里创造更多的成果,以更好地实现自身价值。通过时间管理,能腾出更多空闲时间,发展个人兴趣,从而有助于减轻工作压力,放松头脑,实现自我价值。时间管理的作用不仅在于节省多少时间,而是帮助人们寻求更好的策略及方法来提高自身能力,把握现在,追求生命的价值。

 护理学而思

李某是某三级医院心内科的护士长,配有 1 名副护士长,12 名护士。她工作兢兢业业,非常勤奋,每天早出晚归,几乎牺牲了所有节假日的休息时间。她每天都亲自安排值班,参加医院、护理部的各种会议,还要帮助主班护士处理医嘱,帮助治疗护士静脉输液。尽管这样,科里的护理工作仍然出现被投诉的情况,副护士长和护士们对李护士长也有意见,感觉她很忙,但工作无序,效率低下。调查中反映,李护士长工作非常努力,技术水平也高,是一名好护士,但不是一名称职的护士长。

请思考:

1. 分析李护士长不是一名称职护士长的原因。

2. 理解时间管理的重要性。

二、时间管理的基本步骤、方法和策略

(一)时间管理的基本步骤

时间管理是一个包括评估、计划、实施、评价的动态过程。

1. 评估　要进行时间管理,首先要了解自己使用时间的情况,做准确的评估。评估内容包括以下三方面:

(1)时间利用情况:管理者通过日志或记事本,按时间顺序记录一段时间内所从事的活动以及每项活动所花费的时间。如果结果显示时间分配不平衡或与重要程度不相符,则管理者须重新调整时间分配方案,以提高时间使用的效率。重要的是,必须在活动"当时"立即加以记录,而不是事后凭记忆补记。

(2)时间浪费情况:时间浪费是指花费了时间但未能取得对完成组织或个人目标有

益的行为。时间浪费的原因有：

主观原因：①缺乏计划、没有目标、经常拖延，对事件抓不住重点、有头无尾，无计划地接待来访者、一心多用；②缺乏条理与整洁，懒惰、简单事情复杂化、处理问题犹豫不决；③不懂授权、事必躬亲、盲目承诺，不善于拒绝非分内之事，越权指挥，决策能力差等。

客观原因：①过多会议、死板制度、官僚作风、官样文件、组织无计划、政策程序不清楚；②漫长的电话、过多的社交应酬、合作者能力不足、沟通无效；③信息不共享、交通拥堵、朋友闲聊，通信不畅等。

（3）最佳工作时间：根据人的生物钟学说，人在每天、每周、每月、每年都有生理功能周期性，管理者应充分了解自己精力最旺盛和处于低潮的时间段，根据自己内在生理时钟来安排工作内容。在精神体力最好的时段里，应安排需集中精力及创造性的活动，而在精神体力较差的时段中从事团体性活动，以通过人际关系中的互动作用，提高时间利用率。从生理角度讲，人在25～50岁是最佳工作年龄时段，35～55岁是管理效益最佳时段。充分认识个人最佳工作时间段是提高工作效率的基础。

2. 计划

（1）确定工作目标及工作的优先顺序：设定个人及专业的目标，明确自己每天需要完成的工作及最主要的任务，分清主次，确定重点，是进行时间管理计划的第一步。

（2）选择有效利用时间的策略：选择有效利用时间的策略，一般要明确以下几个问题：①实现工作目标需要进行哪些活动；②每项活动需要花费多长时间；③哪些活动可以同时进行；④哪些活动可以授权下属完成。

（3）列出时间安排表：根据目标及完成目标所需的活动来安排时间，并根据事情的主次来安排工作的顺序。注意每天留出一定的"弹性时间"，以应对意外事件的发生。因为在管理工作中有80%的时间用于与人接触、交往和沟通。

3. 实施　时间管理的关键在于计划制定后的实施，实施时间计划应注意：①集中全力去完成一件事情，学会"一次性处理"或"即时处理"；②关注他人时间，尽量减少拜访次数；③对于重要且必须完成的工作，应有效控制干扰；④提高沟通技巧，保持上下沟通渠道畅通；⑤处理好书面工作，并尽可能按时完成工作。

4. 评价　实施时间计划的过程中，采取有力的控制手段可达到良好的时间管理。一般情况下，可采取"日回顾""周回顾"，以了解任务完成情况。如未完成，应评价时间安排是否合理有效，活动主次是否分明，有无时间浪费等。根据评价结果，评估时间使用情况，采取适当的控制措施。

（二）时间管理的方法

1. ABC时间管理法　美国管理学家莱金（Lakein）提出，有效利用时间，每个人都需要将自己的目标分为三个阶段，即长、中、短期目标。又将各阶段目标分为ABC三类：A类为最重要且必须完成的目标，B类为较重要很想完成的目标，C类为不太重要可以暂时搁置的目标。A类是要抓紧做的，B类次之，C类是暂时可以不理会的。ABC时间管理法的核心是抓住重要问题,解决主要矛盾,保证重点,兼顾一般,提高时间的利用率。

（1）ABC时间管理法的特征及管理方法,见表2-1。

表2-1　ABC时间管理法的特征及管理方法

分类	占工作总量的百分比	特征	管理方法	时间分配
A类	20%~30%	最迫切、最重要,对目标实现影响大,不做没有补救的机会	重点管理 现在、亲自、必须做好	60%~80%
B类	30%~40%	迫切、较重要的事情,对实现组织目标有一定影响,还有机会	一般管理 最好亲自去做,可以授权下属	20%~40%
C类	40%~50%	无关紧要、不迫切的事情,对实现组织目标影响不大或没有影响	不必去管理 有时间就做,没时间不做或授权下属	0

（2）ABC时间管理法的步骤:①列出清单:每日工作前列出"日工作清单"。②目标分类:对"日工作清单"分类,对常规工作,按程序办理。③排列顺序:根据工作的重要性、紧急程度确定ABC事件顺序。④分配时间:按ABC级别顺序定出工作日程表及时间分配情况。⑤组织实施:集中精力完成A类工作,效果满意,再转向B类工作。对于C类工作,在精力充沛的情况下,可自己完成,但应大胆减少C类工作,尽可能授权下属完成,以节省时间。⑥记录总结:记录每类事件消耗的时间,评价时间使用情况,以不断提高自己有效利用时间的能力。

2. 四象限时间管理法　美国著名管理学家史蒂芬·科维（Stephen Covey）提出了时间管理四象限理论,即将工作按照重要和紧急两个不同的程度划分为四个"象限":既紧急又重要、重要但不紧急、紧急但不重要、既不紧急也不重要。必须做的是非常重要的或非常紧迫的;应该做的是重要并且紧迫的事情;有时间就要做的是重要但不紧迫的事情;可授权给他人做的是不重要的事情。前两类分别为A、B类事情;后两类可归入C类。如果能够较好地把事情分类,完成A、B两类工作,就等于完成全部的80%,若临时催问C类的事,就可将该事列入B类,若持续或者有人亲自催问,就可划此事入A类,这就是所谓的"有计划的拖延"。俗语说:"计划赶不上变化",事先安排的行事计划,必要时仍需更改,只要把握原则,任何调整都是可以接受的。如果A类事情太复杂或工作量太大,可将部分工作授权别人去做,或采取将事情分为若干阶段、逐点解决的方法。最主要的是将时间用于最重要的工作上,在适当的情况下要勇于且有技巧地拒绝不必要的事情。

3. 时间管理统计法 时间管理统计法是对时间进行记录和总结，并分析时间浪费的原因，以采取节约时间的措施。可利用台历或效率手册来记录，记录时应注意真实性与准确性，以达到管理时间的目的。

（三）时间管理的策略

管理者掌握时间管理的策略，可以提高时间的利用率和有效性。常用的时间管理策略有以下几个方面：

1. 消耗时间的计划化、标准化及定量化 时间管理学家吉利斯指出，要有计划地消耗和利用时间，必须先了解每天的时间消耗情况，以30分钟为一时间单位，详细记录每天时间消耗的过程。再将自己的活动时间分类，并对每项工作按先后顺序及重要程度确定具体时间，并严格遵守。

2. 充分利用自己的最佳工作时间 根据自己生物钟，视体力和精力状况安排合适的工作内容，做出具体时间计划，以达到最高的工作效率。

3. 保持时间利用的连续性 心理学研究证明，当人正在集中注意力从事某项活动时，最好不间断地完成此项工作，如果中断，再继续此活动时，需要一定的时间集中注意力，有时甚至在间断后永远达不到先前的效果。因此，管理者安排时间表时，应将重要事件安排在无干扰时处理，集中完成，减少时间的浪费。

4. 学会授权 作为管理者必须明确，有很多事情不能事必躬亲，通过适当授权他人可以增加自己的工作时间。

5. 掌握拒绝艺术 为了减少管理者的时间浪费，使时间得到有效利用，管理者必须学会拒绝干扰自己正常工作的事，拒绝承担非自己职责范围内的责任，以保证完成自己的工作职责。但拒绝时应注意时间、地点及场合，避免伤害别人的自尊心，最好不要解释拒绝的理由，以免别人想出反驳的理由，使你无法拒绝。

三、时间管理在护理管理中的应用

有计划的使用各种方法管理有限的时间，提高时间的利用率和有效性，可确保护理工作高质量完成。

1. 建立清晰可以达到的目标 目标要具体，具有可实现性。在制定目标时，不能太大，也不能太小，要在全面衡量的基础上，做出能在有效时间内完成的预期目标。

2. 工作区分轻重缓急 根据工作目标，判断事情的重要性和紧迫性，将每天的工作列出先后次序，然后根据先后次序安排时间。工作时精神集中，全身心地投入。如患者病情突然变化的意外情况，要立即采取措施，而对一般性问题按计划进行。对不重要不紧迫的事情，妥善处理，减少时间的浪费。

3. 条理整洁，杜绝拖延 对于护理有关的档案资料进行分档管理，按重要程度或使用的频繁程度分类放置，并及时处理阅读。保持桌面整洁，做完事立即归档，做事只经手一次。对于没有效果或者效果不大的资料，坚决丢掉。对没有意义的事情采用有意忽略的技巧。

4. 保持时间利用的相对连续性　集中利用时间，不要把时间分割成零星的碎片，是合理利用时间的关键。护理管理者在处理重要问题时，要善于排除干扰，集中精力。

5. 激发人们的成就感和事业心　作为护理管理者要善于授权，防止事必躬亲，从繁忙的事务中解放出来。在同样的时限内，进行有效的管理，帮助他人提高工作效率，获得更多的业绩，从而激发人们的成就感，满足自我价值的实现，进一步调动工作的积极性和主动性。

第四节　管理决策

决策作为管理的重要内容，贯穿于管理的整个过程，是科学管理的核心。在制定计划和实施的过程中，决策是计划工作的核心和前提，而计划是决策的组织落实的过程。在护理工作中，管理者要引导和组织下属实现目标，就必须掌握和提高决策水平。

一、管理决策的概念及类型

（一）管理决策的概念

管理决策是为了达到一定目标，在充分认知、掌握事物的不同方面、不同层次的条件下，将可能采取的各种行动加以比较并进行细致分析，用科学的方法拟定并评估各种方案，选择出最合理的方案去贯彻执行。简单地说，管理决策是为了实现一个预期目标，借助一定的手段和方法，从若干个备选方案中选择合理方案的分析判断过程。

（二）管理决策的类型

1. 按决策范围分类　可分为战略决策和战术决策。

（1）战略决策：是指与确定组织发展方向和长远目标有关的重大问题的决策，具有战略性、长期性、规划性和全局性。

（2）战术决策：是为了完成战略决策所提出的目标，而制定的未来一个短期时间内要实施的具体的行动方案。

2. 按决策性质分类　可分为程序化决策和非程序化决策。

（1）程序化决策：又称常规决策，是针对日常业务活动和管理工作中经常、反复出现的常规性实践和问题做出的决策，可形成一套常规的处理办法和程序，不必每次重复决策。

（2）非程序化决策：又称非常规决策，是针对非重复性的新事件或新问题所做出的决策。通常是过去未发生过，无先例可循、无经验可参考、无程序可依的决策，一般与战略决策有关。管理的层次越高，非程序化决策越多。

3. 按决策主体分类　可分为个人决策和群体决策。

（1）个人决策：是管理者个人做出的决策，个人决策适用于日常事务性决策及程序性决策，但当遇到紧急事务需要决策时管理者个人也要进行果断反应。

（2）群体决策：是由管理者组织集体做出的决策，群体决策适用于各种决策活动，尤其是重大问题的决策都应集体商讨后做出。

4. 按决策问题的可控程度分类　分为确定型决策、不确定型决策和风险型决策。

（1）确定型决策：是决策方案所需条件和结果都明确知道的决策。决策者确知需要解决的问题、环境条件、决策过程及未来的结果，在决策过程中只需比较各种被选择方案的可知的执行后果，就能作出精确估计的决策。

（2）不确定型决策：指决策问题的各种可能的结果和出现的概率均未知的决策。决策者不能预先确知环境条件，方案的最终结果也不可确定。

（3）风险型决策：是指决策的每一种方案有两种或两种以上的可能结果，而且知道每一种结果发生的可能性。决策者不能预先确知环境条件，决策问题存在多种自然状态，采用哪一种方案都有风险性，要对多种风险进行应对以防不测。

二、管理决策的原则

1. 目标性原则　决策目标是确定方案是否可行的依据。确定目标既是决策的内容，又是决策的前提。没有目标，决策就失去了方向。因此，决策的目标性原则就是目标必须明确、具体，并且便于衡量。

2. 系统性原则　应用系统理论进行决策，是决策问题遵从的原则之一。组织是社会大系统中的一个子系统，组织内部条件要服从和适应外部环境的情况和要求，组织的决策也必须从社会整体利益出发，树立系统思想和全局观念，统筹兼顾、综合平衡。

3. 经济性原则　经济效益是营利性组织一切生产经营活动的核心，是非营利性组织在节约和增效上必须考虑的问题。因此，组织在进行决策的过程中，在保证国家利益、社会利益的前提下，应以经济效益为主要依据。

4. 可行性原则　决策必须建立在实际需要和可能的基础上，从实际出发，分析主客观条件是否具备，所采取的措施是否可行，并且要充分顾及社会、政治、道德等因素。

5. 创新性原则　一个组织只有不断注入新的经营策略、新的产品、新的经营方式，才能适应市场经济的发展、变化的需要。决策者要积极进取，勇于开拓，富有创新精神。

6. 科学性原则　决策是一项科学性很强的工作。决策者必须以科学的理论做指导并运用科学的方法，按规律办事，决策结果是科学、准确、合理、可行的。

7. 群众性原则　群众是智慧的源泉，又是决策目标实现的基础，决策所涉及的问题往往需要多方面的知识和经验。因此，必须依靠广大群众，集思广益。

8. 政策性原则　组织的经营决策必须贯彻执行党和国家的路线、方针和政策，遵循国家法律、法规及各项制度。

三、管理决策的基本步骤

1. 发现问题　决策就是为了解决问题而做出的决定和采取的行动。管理者应组织开展广泛调研，全面掌握一手资料，然后对事物进行分析，找到问题所在，并找出产生问题的主要原因和相关因素。

2. 确定目标　当确定需要决策的问题后，通过认识问题、分析问题和寻找原因等方法，根据现存的和可能的条件、重要程度、优先顺序，确定决策的目标。目标的内容、大小和决策者对目标的认识都会影响决策的顺利进行。

3. 拟订方案　决策过程中要将各种可能实现预期目标地方案都设计出来，避免遗漏可能成为最好决策的方案。备选方案的提出既要确保足够的数量，更要注意方案的质量。集思广益后，拟定出可能多的富有创造性的解决问题的方案，这样最终决策的质量才会有切实的保证。必要时利用模拟试验，增强决策的科学性。

4. 选择方案　在认真分析和判断的基础上，管理者要从多个备选方案中选出最佳方案。最佳的方案应符合以下几个标准：一是全局性，应考虑大局意识和全局的效益；二是可行性，决策在考虑目标达成的同时，也要根据实际的状况评估是否可以执行；三是经济性，做到最少投入，最大的产出。最终选出的方案如果能满足以上几个标准，这样的决策就是合理的、理性的。

5. 执行方案　执行方案是决策过程中很重要的一步。应制定相应的具体措施，以保证方案的正确执行；还要确保有关决策方案的各项内容都为所有的人充分接受和彻底了解；在执行过程中，运用目标管理方法把决策目标层层分解，落实到每一个执行单位和个人；同时要建立重要工作的反馈机制，以便随时了解方案进展情况，有问题可以及时进行调整。

6. 评价方案　最后要对决策的方案进行评价，随着执行过程中可能发生的组织内部条件和外部环境的变化，不断修订方案以减少和消除目标的不确定性，对偏离既定目标的及时调整，对无法实现目标的，要重新拟订方案并实施。

四、管理决策在护理管理中的应用

护理管理过程中的决策是护理工作的关键因素，对护理工作质量的提高有着重要作用。在决策的每一个步骤及整个过程中，护理管理者可选择应用的决策方法包括：头脑风暴法、德尔菲法、专家会议法、名义群体法、调查研究法等。

1. 头脑风暴法　是指为了发挥集体决策的作用和创造性，提高决策的质量所采取的一种常用方式。通过共同讨论具体的问题，产生尽可能多的设想、意见和建议，主要用于收集新设想和创造性建议。一般是将参与成员集合在一起，提出需要解决的问题，在充分开放的氛围中,成员们独立思考,广开思路,畅所欲言,激发创造性,每个人的建议越多越好,成员间互相不做任何评价,对彼此的想法可以相互补充和完善。

2. 德尔菲法　德尔菲法是一种反馈函询法,通过多轮次对专家函询意见,获取问题解决方案。具体实施步骤:①根据预测问题和涉及面的要求,确定专家及人数;②向所有专家提出问题及背景材料,由专家做书面答复;③各专家根据自己的判断独立给出预测结果和意见;④将各位专家的第一次判断意见汇总后,进行归纳对比,再发回各位专家;⑤每位专家在第一次结果的基础上,再提出修改意见和方案;⑥可重复收集意见和信息反馈,直至专家间的意见基本一致。

德尔菲法是一种成本较低、效果较好的决策方法。本方法采用背对背的方式,每位专家能够独立做出自己的判断,避免受到各种因素的影响,结论更具有可靠性。逐轮收集意见和反馈信息是德尔菲法的主要环节,通过充分发挥个人的经验和学识,广泛吸收归纳不同专家的意见,使专家的意见逐渐趋同,保证最终结论的客观性和一致性。但此方法受主观因素影响较大,也难以进行专家间思维启迪探讨。

3. 专家会议法　是指选定一定数量的专家,按照一定方式组织专家会议,充分利用专家群体的创造性思维和专业特长,相互交换意见,互相启发,通过信息交流产生创造性思维活动,为决策提供有成效的成果。专家会议法的不足之处是,要避免固执己见以及对权威和大多数意见的附和与屈从。

4. 名义群体法　是在集体决策中,如对问题的性质不完全了解且意见分歧严重,可采取限制讨论的名义群体法。通常把参与决策的成员集中在一起,但成员间不讨论,互不沟通,针对要解决的问题独立思考,召集人要求每个成员把自己的方案和意见写下来,作为备选方案,所有成员进行投票,并根据投票数量确定最后方案。

5. 互动群体法　指通过会议的形式,参与的成员聚集在一起,面对面讨论所要解决的问题相互启发,共同决策形成可行的方案。此种方法简单易行,成为常用的管理决策方法。

6. 调查研究法　指人们有目的、有意识的认识事物和现象的做法。护理管理者做工作决策要进行深入调查研究,为科学决策提供依据。调查研究方法包括问卷法、观察法、访谈法、调查法及文献研究法等方式。

本章小结　本章学习重点是医院护理管理中计划工作的原则、一般步骤、时间管理的方法及步骤。学习难点是制定护理管理计划及个人的工作学习计划、如何用时间管理方法避免时间浪费。在学习过程中应树立正确的时间观念,重视计划工作在护理管理中的作用和意义,通过学会计划工作和时间管理、目标管理的方法,在计划中如何应用管理决策,以提高护理工作的效率,为目标的实现提供有效保证。

（翟　颖　荆世瑜）

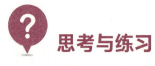 **思考与练习**

1. 护理工作的计划应遵循哪些原则?
2. 目标管理在护理管理中的作用有哪些?
3. 请您说说 ABC 时间管理法的步骤。
4. 简述时间管理在护理管理中的应用。
5. 护理管理者在做出决策时采用的方法有哪些?

第三章 │ 组 织 工 作

03章 数字资源

 学习目标

1. 具有正确的护理价值观,具有护理组织文化管理的意识。
2. 掌握护理组织设计原则、护理组织结构及护理工作模式。
3. 熟悉组织与组织文化的概念,正式组织与非正式组织的特点及区别。
4. 了解组织的职能、基本要素、分类及组织结构的概念、类型。
5. 学会在临床护理工作中正确选用护理工作模式。

组织(organization)是管理的基本职能之一,组织管理是管理活动的一部分,也称组织职能。管理的组织职能是为实现既定的目标,设计和建立合理的组织结构和工作模式,对组织内的人员、事物和权责进行最合理分配,完成任务的过程。在管理的各项职能中,组织是进行人员配备、领导、控制的前提。组织结构、组织工作及组织文化是组织管理的重要内容。护理人员通过学习组织职能,可以正确认识自己在工作中的角色和权责,能够与其他人员建立良好的合作关系,从而更好地完成护理工作。

工作情景与任务

导入情景:

某医院重症监护病房近期有护士提出辞职申请。吴护士长对该护士做了很多思想工作,但无法打消其辞职的念头。她离开医院主要是因为科室护士工作量大、风险系数高、承担的责任重,认为在绩效分配上不能体现她们的劳动价值。吴护士长就此向护理部主任反映。

工作任务:

1. 分析该医院在护理管理工作中违反的组织设计原则。
2. 如果你是护理部主任,思考你将采取哪些措施改变现状。

第一节 组 织 概 述

一、组织的概念

组织一般是指有目的、有系统、有秩序地结合起来的人群集合体，也指为了实现共同目标而协作的人群活动系统。它是职、权、责、利四位一体的机构，既是社会的基本单元，也是社会的基础。如医院、学校、企业、机关、军队等。组织包含以下四层含义：

1. 组织是一个人为的系统　组织是由两个或两个以上的个体组成的集合体。组织是一个开放的系统，是由各个相互联系、相互影响的子系统构成的整体，并与其他组织发生联系，受到周围环境的影响。

2. 组织有共同的目标　目标是组织存在的前提和基础，组织作为一个整体，首先要有共同的目标，才能有统一的指挥、意志和行动。

3. 组织内有不同层次的分工与协作　组织为了达到目标和效率，就必须分工与协作，根据管理原则划分出不同的管理层次，规定不同层次的机构或成员职位、职责和分工，赋予相应的权力和责任，从而保证目标的实现。例如医院有院长、科长、护理部主任、科主任、科护士长、医生、护士等不同层次的职位，各自分工不同，每个职位都有明确的权力和责任，彼此之间需要相互协作，才能实现医院的目标要求。

4. 组织不断发展和完善　组织不是自然形成的产物，而是为了实现某个目标进行分工合作，建立某种权责关系形成的。目标变动时，组织也相应随之调整，才能发挥组织的最大功能。

二、组织的职能

组织的职能是为了实现共同的管理目标，对各种有效的资源（人力、物力、财力等）进行合理配置。其目的是通过建立一个良好的环境，消除工作上的各种冲突，使组织成员都能在工作岗位上为实现组织目标做出应有的贡献。组织的职能包括：

1. 组织设计　根据组织目标设计和建立一套组织机构和职位系统。

2. 组织联系　联系组织内部的各个部门，明确各层次之间分工协作关系，使组织成员了解自己在组织中的工作关系与所属关系。

3. 组织运转　与组织管理的其他职能相结合，以保证所设计和建立的组织机构有效地运转。

4. 组织变革　根据组织环境的变化，适时地调整组织结构和运行机制，以谋求生存和发展。

三、组织的基本要素

组织的要素是每个组织结构、组织活动以及组织维护生存和求得发展的最基本条件，主要包括五个基本要素：任务、资源、责权、精神、时机。

1. 任务　组织是为实现组织目标而建立的，组织工作就是将自身的使命和社会责任加以归类、分工，给予分配任务的过程。

2. 资源　是为保证组织目标实现，所必需的人员、经费、房屋、设施、仪器设备、信息等。

3. 责权　各级管理人员根据组织分配的任务，要承担相应的责任，并被赋予相应的职权。各级管理人员要利用组织赋予的职权，履行自己的职责，完成本部门的工作任务，以保证组织目标的实现。

4. 精神　是指组织内成员的工作规范、生活准则、服务精神、认同感及归属感等。

5. 时机　指组织形成的时间和环境等。组织的内外环境是不断变化的，组织为达到目标，必须不断地与周围环境进行物质、能量和信息的交换，调整自身的运营机制，才能在不断变化的市场竞争中求得生存与发展。

四、组织的分类

由于分类的角度不同，可将组织分成多种类型。根据切斯特·巴纳德的观点和霍桑实验的结果，将组织分为正式组织和非正式组织两类。

（一）正式组织

1. 正式组织的概念　正式组织是指按照一定的规章制度和程序组建的，具有严密的组织结构、共同的组织目标和特定的组织功能的行为系统。例如：学校、医院、政府、工会、银行等。

2. 正式组织的特点　①组织目标是明确的、具体的；②有明确的信息沟通系统；③有协作的意愿，即人们在组织内积极协作，服从组织目标；④讲究效率，以最有效的方法达到目标；⑤分工专业化，强调协调和配合；⑥组织结构一般具有等级特点，赋予相应职权，下级必须服从上级；⑦强调群体或团队的功能和作用，不强调成员的独特性，组织成员的工作及职位可以互相替换。

（二）非正式组织

1. 非正式组织的概念　非正式组织是指正式组织中的成员，在共同工作或生活过程中，由于志趣相投而自发形成的一种松散的、没有正式结构的群体。

2. 非正式组织的特点　①自然或自发形成，一般无章程和确定的权利、义务；②成员间有共同的思想和兴趣互相吸引；③组织内成员一般都有自己的领袖人物，不一定具有较高的地位和权力,但具有较强的影响力;④具有一定行为规范控制成员活动,有不成文的无形规范和奖惩办法;⑤有较强的内聚力和行为一致性,成员间自觉进行互相帮助,但容易出现"抱团"现象,而表现出自卫性和排他性;⑥组织内部信息交流和传递具有渠道通畅、传递快的特点,并常带有感情色彩。

(三)非正式组织对正式组织的影响

在任何组织结构中,都存在正式组织和非正式组织。例如医院属于正式组织,在这个组织中有几个组织成员是篮球爱好者,他们组成了篮球队,篮球队就属于非正式组织。非正式组织对组织目标的实现既可起到积极促进作用,也可产生消极的影响。

1. 非正式组织的积极作用

(1)有利于成员间相互理解、支持和帮助:满足组织成员的情感心理需要,对人们在工作中情绪的稳定及工作效率的提高有着非常重要的影响。

(2)有利于增强正式组织的凝聚力:人们在非正式组织中的频繁接触会使相互之间的关系更加和谐、融洽,有利于组织成员在工作中团结合作。

(3)有利于提高技能水平:对于工作中有实际困难或技术不熟练者,非正式组织中的伙伴往往会自发地给予指导和帮助。

(4)有利于加强沟通、规范行为、维护组织秩序:非正式组织为了群体的利益和在正式组织中树立良好的形象,往往会自觉或自发地帮助正式组织维护秩序。

2. 非正式组织的消极作用

(1)目标冲突:非正式组织的目标如果与正式组织的目标相冲突,则可能对正式组织产生极为不利的影响。

(2)束缚个人发展:非正式组织要求成员行为一致,往往会束缚成员的个人发展,使个人才智得不到充分发挥,甚至影响整个组织工作效率的提高。

(3)影响组织变革:非正式组织中的部分成员害怕组织变革,会改变非正式组织赖以生存的正式组织结构,进而威胁到非正式组织的存在。因此非正式组织有可能抵触正式组织变革,从而影响组织的发展。

 知识拓展

组织的划分依据与类型

1. 依据组织自身目的不同,组织可分为营利性组织、非营利性组织和公共组织三类。营利性组织是指以获利为主要目标的组织;非营利性组织是公共组织之外的一切不以营利为目标的组织;公共组织即负责处理国家公共事务的组织。

2. 依据组织内在结构不同,组织可分为正式组织和非正式组织。

3. 依据组织形态不同,组织可分为实体组织和虚拟组织。实体组织是指有固定的组织层次和内部命令系统的组织;虚拟组织是指成员处于一个虚拟的空间,依赖现代通讯与信息技术实现远程的沟通与协调而构成的组织。

随着管理实践和社会的发展，出现了许多新型组织结构，如学习型组织。学习型组织让组织成员平等地、和谐地进行个人和集体的学习，并应用学习到的成果来促进个人和组织的效能增强，从而提高组织适应社会变化的能力。

第二节　组织工作与组织管理

一、组　织　工　作

（一）组织工作的概念

组织工作是指在组织目标已经确定的情况下，将实现组织目标所必需进行的各项业务活动加以分类组合，并根据管理宽度原理，划分出不同的管理层次和部门，将监督各活动所必需的职权授予各层次、各部门的主管人员，以及规定这些层次和部门间的相互配合关系。此外还要根据组织内外部要素的变化，不断地、适时地对组织结构做出调整和变革，以确保组织目标的实现。简言之，组织工作就是为了实现组织的共同目标而确定组织内各要素及其相互关系的活动过程，即设计一种组织结构，并使之运转的过程。

（二）组织工作内容

1. 根据组织目标，设计出合理的组织结构及职位系统。

2. 规定组织结构中的职权关系，确定各部门之间的协调原则、方法及沟通渠道，从而使组织纵向横向有秩序地联系起来。

3. 确立组织内各项工作，使所设计和建立起来的组织结构能够有效地运转。

4. 根据组织内、外环境变化，及时调整组织结构。

二、组　织　管　理

（一）组织管理的概念

在现代社会中，个人不能脱离组织而存在。组织的功能在于它能克服个人力量的局限性，通过组织成员间的分工协作，形成强有力的集体力量，从而实现共同目标。

组织管理是运用现代管理科学理论，研究组织系统的结构和人的管理；通过组织设计，建立适合的工作模式；把人员之间的相互关系、分工与协作、时间和空间等各环节合理地组织起来，形成一个有机的整体，有效地激发成员的智慧和能力，促使其高效率地工作，实现组织目标。

（二）组织管理的意义

组织管理是人类的重要活动，是人类追求生存、发展和进步的一种途径和手段，它存在于一切组织和有组织的活动中。

1. 有利于组织目标的实现 组织功能的发挥在于通过组织成员间的分工与协作，从而实现共同的目标。有效的组织管理可以放大组织系统的整体功能，更高效率地实现组织目标。

2. 有利于个人目标的实现 从本质上说，组织共同目标的实现是组织成员个人目标实现的基础，通过组织管理，可以更高效率地实现组织目标，进而实现个人目标。

（三）组织管理的原则

组织管理的原则涵盖了组织的使命、宗旨、价值观、组织规范、行为准则等纲领性的基本问题。

1. 人本原则 在组织管理中强调充分尊重人、理解人、服务人、培养人，建立科学的激励机制和价值评价体系，调动人的积极性和创造性，满足人的需要，实现人的全面发展，以实现组织目标。

2. 民主原则 管理者应具有民主意识和民主作风，博采众长，发挥集体领导的作用，对涉及员工切身利益的管理制度、分配方案等，征求大家的意见，实现民主决策。

3. 公正原则 组织管理中，管理者要公正地对待每一位员工，竞聘机会要人人平等，绩效评价体系要科学公正。是否受到公正的对待，这对组织的凝聚力及组织成员的积极性有直接影响。

4. 公开原则 在组织管理中要增加管理者与员工的管理透明度，公开办事程序、评价标准和分配制度等。公开原则可以提高组织成员工作的满意度和积极性。

5. 科学原则 在管理过程中要吸收先进的管理经验和管理模式，优化管理程序，按照管理客观规律解决管理中的实际问题，做到科学决策、科学管理，提高管理效率。

在管理过程中，应遵循组织管理的原则，并在此基础上注意各种可变因素的影响，做到具体问题，具体分析。

第三节 组织设计与组织结构

一、组 织 设 计

（一）组织设计的概念

组织设计是指管理者将组织内各要素进行合理组合，建立和实施一种特定组织结构的过程。组织设计主要解决的是管理层次的划分、部门的划分、职权的划分三个主要问题。组织设计是有效管理的手段之一。通过组织设计，可以协调组织内各成员、各部门的关系，明确组织沟通渠道，减少组织中各部门及成员间的矛盾与摩擦，使组织内各级目标、责任、权力等要素发挥最大效益，从而提高组织的整体效率。

（二）组织设计的要求

1. 精简 精简是组织设计的基本要求，精简才有效率。组织机构既要健全，以保证组织功能的充分发挥,又要避免机构重叠,人浮于事。如管理层次过多会导致机构臃肿,增加管理成本,决策速度也会减慢。

2. 统一　组织设计首先要统一组织目标;其次是命令和指挥的统一,即按管理层次建立统一的指挥系统,形成从上到下的指挥链;最后是工作标准的统一,要有明确的工作说明和统一的工作流程。在护理工作时,护士必须要服从护士长的统一指挥,无论实施口服给药还是静脉输液等所有护理工作,都必须要执行三查八对制度,严格按照统一规范的操作标准进行。

3. 高效　效能是组织生存的关键。组织设计时要根据自身的实际,以目标为中心,使各部门、各环节、组织成员组成高效的结构形式。如医院会根据不同疾病患者进行分诊,有内科、外科、妇科等,使工作更加专业化,分工更细,效率更高。

合理的组织设计应具备:清晰的职责层次、畅通的沟通渠道、及时准确的信息反馈系统、相对稳定的组织结构、有效协作的部门体系、灵活的环境适应性。

(三)医院护理管理的组织原则

护理组织管理是把人员进行分工和协作,将时间和空间各个环节合理地组织起来,有效地运用护理人员的工作能力,高效地完成护理目标。要将组织设计成既分工又合作的有机整体,必须遵循以下基本原则。

1. 等级和统一指挥的原则　将组织的职权、职责按照上下级关系划分,上级指挥下级,下级听从上级指挥组成垂直等级结构,实现统一指挥。如护理组织上划分为护理部主任 - 科护士长 - 护士长 - 护士的管理等级结构。

在管理中需要统一领导和指挥,方可保证更好地实现组织目标和提高组织效能。强调无论什么岗位,组织的每一个层级只能由一人负责,下级只接受一位上级管理人员的命令和指挥,对一位管理人员负责。如果两个以上领导人同时对一个下级和一项工作行使权力,彼此意见又不统一,会造成下级无所适从。下级只向直接上级请示,一般不越级上报,只有在紧急情况下方可越级上报。

2. 专业化分工与协作的原则　当组织中多个人同时为一个目标工作时,要提高管理效能,就需要把组织任务、目标分成各个层次、各个部门和成员的任务和目标,对每个部门和个人的工作内容、工作范围、相互关系、协作方法等都有明确规定。分工是根据组织任务和组织目标,按照专业进行合理分工,使每一个部门和个人明确各自任务、完成的方法和目标。组织内的活动应按照专业化分工,以及组织需要而定,不能过细,也不能过粗。组织分工过细,专业化水平提高,责任明确,效率也高,但是容易出现机构增多,协作困难;组织分工太粗,虽然机构减少,协调减轻,但专业化水平和效率就会降低,容易出现责任推诿现象。所以应给每个成员分配相应有限的任务,使其工作更加熟练。但要更好地实现组织目标,还要进行有效的协作。协作是以明确各部门之间的关系为前提,是各项工作顺利进行的保证,协调则是促进组织成员有效协作的手段。没有分工就谈不上协作,只有分工没有协作,分工就失去了意义,所以只有坚持分工与协作相结合,才能提高专业化程度和管理效率。

3. 管理层次的原则　管理层次是指组织内从上级到下级建立明确的职责、职权和联系的正式层级。组织结构中的管理层次数量，应根据组织的规模和任务量来确定，组织规模越大，层次越多。组织层次的多少与管理宽度相关，相同人数的组织，管理宽度大则组织层次少，反之则组织层次多。如果层次过多，不利于上传下达，影响沟通效果。所以在保证组织合理有效运转的前提下，组织中的层次应越少越好，命令路线越短越好。

4. 有效管理幅度的原则　管理幅度又称管理宽度，是指不同层次的管理人员能直接有效管理下属的人数。管理幅度是进行组织设计时要考虑的基本问题。组织设计的管理幅度应合理有限，才能保证组织的有效运转。管理幅度是根据各自的工作性质、类型、特点、素质、技术水平、经验和管理者的能力而定。根据情况和条件适当建立管理幅度，有效的管理监督要在合理的管理幅度下才能实现。通常情况下，管理层次越高，管理的下属人数应相应减少。护理管理中，护理部主任、科护士长、护士长的管理幅度要适当和明确。管理幅度过宽、管理的人数过多、任务范围过大，使护理人员接受的指导和控制受到影响，管理者则会感到工作压力大；如果管理幅度过窄，管理中又不能充分发挥作用，造成人力浪费。随着现代信息化技术的广泛应用，组织结构的管理幅度在变宽，管理层次在变少，组织结构趋于扁平化。

5. 职责与权限一致的原则　职责是指对应岗位应承担的责任，是岗位任务的具体体现。职权是指管理职位所具有的发布指令并保证指令得到执行的一种强制权力，权力是完成任务的必要工具。在设计组织结构时，既要规定各个层次和部门人员的职责，也要授予他们相应的权力，职位和权力是相对等的。分工本身就意味着明确职务，承担责任，并确定与职务和责任相对应的利益。为了实现职、责、权、利的对应，应做到职务实在、责任明确、权力恰当、利益合理。要遵循这一原则，应有正确的授权，组织中的一些部门或者人员所负责的任务，应赋予其相应的职权。授予的权力不应大于或小于其职责，下级也不能超越自身的权力范围。上级掌管总的权限，其他权限分配给下级，既统一领导，又分级负责。有职就有责，有责就有权，如果有权无责会助长滥用权力和官僚主义，有责无权或权限太小，会阻碍或束缚管理者的积极性、主动性和创造性，使组织缺乏活力，不能真正履行相应的责任。

6. 集权分权相结合原则　集权是把权力相对集中在高层领导者手中，使其最大限度地发挥组织的权威。集权能够强化领导的作用，有利于统一指挥和协调组织的各项活动。分权是把权力分配给每一个管理层和管理者，使他们在自己的岗位上就管理范围内的事情作出决策。分权能够调动每一个管理者的积极性，使他们根据需要灵活有效地组织活动。分权使不同层次的管理者对于日常例行性业务按照常规措施和标准执行，领导只需要加以必要的监督和指导。下级定期向上级汇报工作，只有在偏离正常运作的特殊情况时，才向上级报告，由上级亲自处理。这种上下级的分工，有利于领导摆脱日常事务，集中精力研究及解决全局性管理问题，也有利于调动下级的工作积极性。集权和分权是管理活动中必不可少的手段,在组织工作中要正确处理集权与分权的关系。集权要以不妨碍下级履行职责,有利于调动积极性为准,分权要充分考虑下级的工作能力,应以下级能够正常履行职责,上级对下级的管理不失控为准。

7. 任务和目标一致的原则 建立组织结构时,必须要有明确的组织目标,并且各部门的分目标与组织的总目标要保持一致,各部门或者科室的分目标必须服从组织的总目标。只有目标一致,才能同心协力完成工作。任何一个组织都有自己特定的目标,在组织管理过程中,人们需要将组织目标进行层层分解,使各个部门与个人都有自己的具体目标,而且这些具体目标都是为实现既定组织目标服务的。由于组织部门和个人的具体目标都是从组织总目标分解而来的,所以只要各个部门和个人的具体目标实现了,那么组织总目标也就实现了。组织管理中任务和目标一致的原则,可以使组织中的每个人了解在实现总目标的过程中自己承担的任务,从而提高工作积极性,共同实现组织总目标。这一原则也是组织工作的首要原则。如护理部的目标必须根据医院总体目标制定,并始终保持一致。病房、门诊、手术室等护理管理目标必须服从护理部的总体目标。组织的存在和发展是以任务和目标为核心的,组织的调整、改造也应以是否实现组织目标为衡量标准。要因任务、目标设事,以事为中心,因事设机构,因事设职位,因事配人员。

8. 稳定适应性原则 组织是一个开放系统,要保证在多变的环境中正常稳固运转,组织结构既要有一定的稳定性,又要具有一定的发展弹性和适应性。组织内部结构要有相对的稳定性,这是组织工作得以正常运转的保证。但组织的稳定是相对的,建立起来的组织不是一成不变的,随着组织内外环境的变化作出适应性地调整。组织结构如果一成不变,那么就不能适应环境的变化;相反,组织结构如果经常调整,又会影响组织的正常秩序。

9. 精干高效原则 在保证组织目标实现的前提下,尽量减少管理层次,精简管理机构和人员,形成精简高效的结构形式。组织要以社会效益和经济效益作为自身生存和发展的基础。

10. 执行与监督分设原则 在组织结构中,监督部门是一个很重要的职能部门,监督部门只有知情权和监督权,没有指挥权和执行权。在组织设计过程中,应将执行机构与监督机构分开设立,赋予监督机构相对独立性,避免二者在组织上一体化,防止监管人员舞弊现象,才能发挥作用。在组织的运行过程中,必然会出现各种各样的问题,如何保证这些问题得到及时发现和解决,就需要监督机构的有效监督。监督的力度及有效性取决于监督机构的独立性。

二、组织结构

(一)组织结构的概念

组织结构是指构成组织各要素之间相对稳定的关系模式,它表现为组织各部分的排列顺序、空间位置、聚集状态、联系方式,以及各要素之间相互关系的一种框架体系模式,以保证组织工作中的人流、物流和信息流的正常流通。组织能否顺利实现目标，在很大程度上取决于组织结构的完善程度。组织结构设计合理，会大大提高组织的运行效率，降低组织管理成本，有利于组织目标的实现。

（二）组织结构的类型

组织结构的基本类型包括：直线型、职能型、直线－职能型及矩阵型等。在实际工作中，大部分组织并不是某一单纯的类型，而是多种类型的综合体。

1. 直线型结构　又称单线型结构，是一种最简单的组织类型（图3-1）。

（1）直线型结构的特点：各级部门从上到下实行垂直领导，下属部门只接受一个上级的指令，各级主管负责人对所属部门的一切问题负责。一切管理职能基本上都由各级行政主管执行。

（2）直线型结构优点：组织关系简明，各部门责任明确，权力集中，命令统一，沟通便捷，适应性好，评价较为方便，管理成本低。

（3）直线型结构缺点：组织结构简单，缺乏管理分工，管理者负担过重，不适于规模大、业务复杂的组织。另外，由于权力过于集中，易导致主观专断和滥用权力。直线型组织结构只适用于规模较小，管理层次较简单的一级医院。

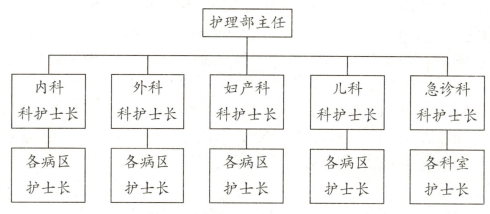

图3-1　直线型组织结构示意图

2. 职能型结构　又称多线型结构，是各级单位除主管负责人外，还相应地设立一些职能机构，来分担某些业务的管理职能（图3-2）。

（1）职能型结构的特点：该结构要求上级把相应的管理职责和权力交给相关的职能机构，各职能机构有权在自己业务范围内向下级单位布置工作任务。因此，下级单位负责人除了接受上级行政主管人指挥外，还必须接受上级各职能机构的领导。

（2）职能型结构优点：管理分工较细，充分发挥职能部门专业管理作用，减轻上层管理者的负担。

（3）职能型结构缺点：多头领导，不利于统一指挥，各职能部门间横向联系不够，环境改变时适应较慢，过分强调专业化，不利于管理人员的全面发展。在实际工作中，纯粹的职能型组织结构很少。

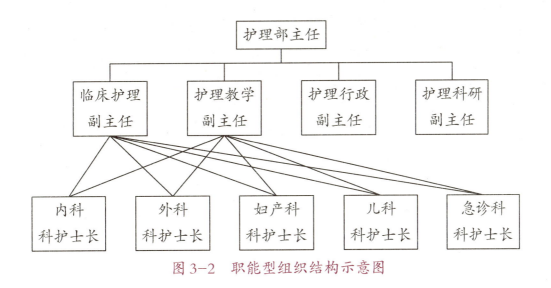

图 3-2　职能型组织结构示意图

3. 直线 - 职能型结构　又称直线 - 参谋型结构,是下级单位除接受一位直接上级的命令外,又可以接受职能参谋人员指导的组织结构(图 3-3)。

(1)直线 - 职能型结构的特点:这种组织结构是集中直线型结构和职能型结构的优点,设置了两种管理人员,直线指挥人员和职能管理人员。直线指挥人员在分管的职责范围内拥有直接指挥权,对组织负全部责任;职能管理人员对指挥系统起参谋辅助的作用,可提供建议与业务指导,一般不具有指挥权和决定权。

(2)直线 - 职能型结构优点:既可以统一指挥,严格责任制,又可根据分工和授权程度,发挥职能部门和人员的作用。

(3)直线 - 职能型结构缺点:如果职能部门和人员的权限过大,可能破坏统一指挥原则,易发生职权冲突,组织适应性差。

我国二级及二级以上医院多采用直线 - 职能型组织结构。

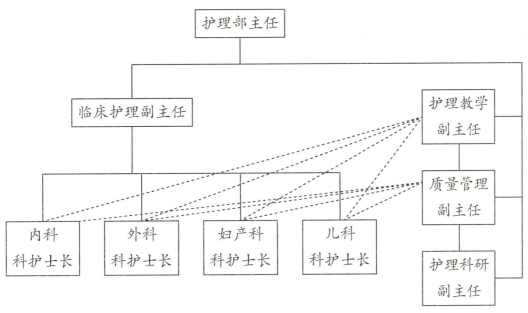

图 3-3　直线 - 职能型组织结构示意图

4. 矩阵型结构　是一种组织目标管理与专业分工管理相结合的组织结构(图3-4)。

（1）矩阵型结构的特点：这种组织结构命令路线有纵向和横向两个方面。直线部门管理者有纵向指挥权，按职能分工的管理者有横向指挥权。

（2）矩阵型结构优点：机动、灵活，可随项目的开发与结束进行组合或解散，加强了纵向职能部门与其横向项目部门之间的配合和信息交流，各项工作有布置、有检查、有督促，有利于提升工作质量，提高管理的专业水平。

（3）矩阵型结构缺点：横向项目负责人的责任大于权力，组织中的信息和权力等资源若不能共享，纵横部门之间易产生矛盾或导致责任推诿，作业人员要接受双重指挥与领导，信息沟通和协调难度加大。

矩阵型组织结构适用于大型组织。

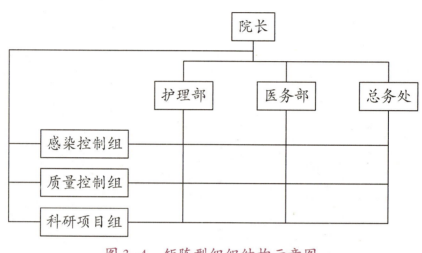

图3-4　矩阵型组织结构示意图

5. 委员会　组织结构中的一种特殊类型，是指为了弥补组织原有部门和职责划分上的疏漏与矛盾，将具有不同经验和背景的一些人组合起来，赋予特定权限，使之能够跨越职能界限，合理处理有关问题的一种组织形式。

委员会是处理权限争议问题和确定组织目标的一种比较好的组织结构，比如医院感染管理委员会、护理科研委员会、临床护理专家委员会等。实际中的委员会常与上述组织结构相结合，可以起决策、咨询、合作和协调作用。

（1）委员会的优点：①可以集思广益；②有利于集体审议与判断；③防止权力过分集中；④有利于沟通与协调；⑤能够代表集体利益，容易获得群众信任；⑥促进管理人员成长等。

（2）委员会的缺点：①责任分散；②有可能议而不决；③决策的人力成本和时间成本高。

6. 团队　团队是指由两个或两个以上成员组成的相互影响、相互协调、技能互补以完成特定任务目标、并为目标的实现相互负责的个体组合。它合理利用每一个成员的知识和技能，团队成员协同工作，解决问题达成共同的目标。团队成员具有共同的信念和价值观,彼此通过互相沟通、信任和责任承担产生群体的协作效应,从而获得比个体绩效更大的团队绩效。其优点是:团队结构可以打开部门界限,快速地组合、重组、解散;能够促进成员参与决策,增强民主气氛,调动积极性。

(三)护理组织结构

目前我国医院护理组织结构主要有两种形式:①护理部主任/副主任－科护士长－护士长三级管理;②护理部主任/副主任－护士长二级管理。

1. 护理部主任职责 护理部主任是医院护理管理系统的负责人,护理部对全院护理人员进行统一管理,实行目标管理,制定各种护理技术操作规程、护理常规、确立各项护理质量标准,建立完备的工作制度和规范;合理地配备和使用护理人力资源;对不同层次的护理人员进行培训、考核和奖励,保证各项护理工作的落实和完成,不断提高护理质量;提高临床教学和科研的水平;策划护理学科建设等。在护理管理和完成医疗、教学、科研和预防、保健任务中具有重要作用。具体完成如下工作:

(1)在院长、主管院长的领导下,负责全院的护理业务和行政管理工作。参加科主任以上的会议,了解全院工作情况,及时按照医院的中心任务安排护理工作。参加医院的学术委员会和事故鉴定委员会,根据全院的要求领导护理人员完成任务。

(2)制定护理部的长远规划和具体计划,定期进行总结,改进护理工作。

(3)不断对全院护理工作进行整顿、提高。根据实际情况,采取有效措施,解决存在的问题,完善护理管理方法,不断提高护理管理质量。

(4)负责制定全院护理规章制度、护理常规、护理技术操作规程及护理质量标准等,并按照各项护理工作准则组织实施。

(5)根据具体情况对护理人员的奖罚、晋升、晋级、任免以及调动提出意见,提交有关部门,报请医院研究审批,按照审批意见安排好护理人员的调配工作。

(6)教育全院各级护理人员热爱护理专业,培养护理人员良好的素质,关心护士的思想、工作、学习和生活情况,充分调动护理人员的积极性。

(7)规划护理人员长远的培养目标,制定分期培养计划,组织全院护理人员进行新业务、新技术学习,不断提高护理队伍的业务技术水平。

(8)组织领导护理科研,不断总结实践经验,加强护理学研究,按时完成国家、省、市及本院的科研项目;在科研工作中充分发挥护理人员的作用;科研与临床实践紧密结合,通过科研推动与发展临床护理工作。

(9)组织领导护生的临床实习教学,专人带教,按时完成教学与实习计划,培养合格的护理人才。

2. 科护士长职责 科护士长在护理部主任领导下,全面负责所管辖科室的业务及管理工作,参与护理部对全院护理工作的督导工作。具体完成如下工作:

(1)组织全科护理人员的业务学习,培养护理人员掌握技术操作规程,认真执行护理常规。

（2）根据全院病房管理质量标准，结合科内任务，制定全科的护理工作计划，并组织实施。

（3）组织全科护士进行护理查房，组织会诊，有计划地参加并指导本科各病房的护理查房。

（4）深入病房，参加晨会交接班，检查护理岗位责任制的落实情况和危重患者的护理，并做具体指导；检查护理计划的实施；对复杂的新业务、新技术应亲自参加实践和进行指导。

（5）督促和指导护士长组织好护生和进修护士的实习与学习，制定学习计划，并检查落实情况，培养护士综合素质。

（6）制定全科护理新技术项目和拟订科研题目，制定本科室学习计划和落实措施，组织开展好新业务、新技术。

（7）和科主任一起查房，了解护理中存在的问题；负责制定防止差错事故的措施，督促全科护士严格执行。如发生事故和严重差错，应及时向领导汇报，组织讨论，找出原因，提出处理意见。

（8）加强本科室护理人员的专业思想教育，关心其思想、工作、学习和生活情况。

（9）负责督促护士长认真落实工作计划，对全科工作每半年小结一次，全年总结一次，并提出新一年的工作计划。

3. 护士长职责　在护理单元设有护士长、护士、护理员。护士长是医院病房和基层单位的管理者，负责对护理单元的人、财、物、时间、信息进行有效管理，保证护理质量的稳定性。具体完成如下工作：

（1）制定本病房护理计划并组织实施，检查护理质量；组织护理查房及护理会诊，负责科室人员的分工和排班；负责本病房的药品、仪器、设备、医疗器械、被服和办公用品；督促卫生员做好清洁和消毒工作。

（2）负责本病房护理人员的思想教育工作，加强护理人员责任心，热心为患者服务；深入病房了解患者的思想情况，定期召开座谈会；组织本科护士开展业务学习，组织理论考试和技术考核；负责护生的见习、实习的带教工作。

（四）护理工作模式

模式的基本含义是各种事物的标准形式或使人可以照着做的标准样式，是一种参照性的指导方略。在医院护理组织中，护理人员都是以一定的结构形态建立与患者的关系，提供护理服务。护理模式的产生和演变，是人们对生命、健康、疾病认识运动不断前进的必然结果，运用护理模式有助于更好地把握护理工作的目标和前进的方向。目前护理工作模式主要有：

1. 个案护理　也称为特别护理或专人护理。是指一个患者所需要的全部护理由一名当班护士全面负责，护理人员直接管理某个患者，即由专人负责实施个体化护理。这种护理工作模式主要适用于病情复杂严重、变化快，需要 24 小时监护、观察和护理的患者,如危重病患者、大手术后需要特殊护理的患者等。

（1）个案护理优点：①护理人员要完成患者的全部护理活动,责任明确,责任心较强;②护士全面掌握患者的病情变化,满足患者的各种需求,患者能够得到高质量的护理;③护患沟通和交流比较容易,护士对患者的心理状态也有一定的了解,能够建立良好的护患关系。

（2）个案护理缺点：①需要护理人员专业素质高、综合能力强;②护理人员轮班所需要的人力较大,成本高;③由于护士换班,对患者的连续性照顾受到一定影响。

2. 功能制护理　是以完成各项医嘱和常规基础护理为主要工作内容,以工作中心为主的护理方式,按照工作的特点和内容划分几个部分,以岗位分工,如处理医嘱的主班护士、治疗护士、药疗护士、生活护理护士等,是一种流水作业式的工作方式。

（1）功能制护理优点：①护士分工明确,易于组织管理;②护士长能够依照护理人员的工作能力和特点分派工作;③工作效率高,所需护理人员少,节省人力、经费、设备和时间。

（2）功能制护理缺点：①护理人员对患者的病情和护理缺乏整体性概念,容易忽略患者的整体护理和需求;②患者所获得的护理缺乏连贯性,不利于护患沟通,容易增加护患矛盾;③护理工作被视为机械性和重复性劳动,护士只擅长某一方面的技能,护理人员不能发挥主动性和创造性,易产生疲劳、厌烦情绪,工作满意度降低。

3. 小组护理　是将护理人员和患者分成若干小组,一个或一组护士负责一组患者的护理方式。小组成员由不同级别的护理人员组成,小组组长负责制定护理计划和措施,指导小组成员共同参与、相互合作完成护理任务。小组护理是一种分权式的护理工作方式。一般每个小组由 7～8 名护士,每组分管 10～15 位患者。

（1）小组护理优点：①任务明确,成员需要彼此合作,互相配合,能够发挥团队合作精神,有利于年轻护士的成长,维持良好工作氛围;②小组中不同层次的护理人员优势互补,能充分发挥自己的特长,提高工作积极性,工作满意度和地位得到提高;③促进小组成员间的有效沟通,提高护理服务质量。

（2）小组护理缺点：①护理工作是责任到组,而不是责任到人,护士的责任感受到影响;②同时患者没有固定的护士负责,缺乏归属感;③对于组长的组织、业务能力有一定要求。

4. 责任制整体护理　责任制整体护理是一种以患者为中心,对患者身心给予全面、系统的整体护理,责任护士从患者入院开始一直负责到出院,不仅对患者进行治疗护理,还对患者的心理、社会和家庭状况等进行全面了解,针对患者康复需要,给予最佳的护理。即每名责任护士均负责一定数量的患者,整合基础护理、病情观察、治疗、沟通和健康指导等护理工作,为患者提供全面、全程、连续的护理服务。这种工作模式,对患者,在住院期间有一名责任护士负责;对护士,每位护士须负责一定数量的患者。

（1）责任制护理特点：①整体性,责任护士要全面评估患者的生理、心理、社会方面的护理问题；②连续性，即患者从入院到出院由一位固定的责任制护士负责全部护理活动；③协调性，责任制护士负责为患者与其他医务人员沟通、联系、协调各种事物满足患者需要；④个体化，护理计划依照患者个体化需求制定。

（2）责任制整体护理优点：①护士能够全面了解患者的情况，使患者获得连续的、全面的整体护理，对护理的满意度较高；②护士的责任感、求知感和成就感增加，工作的主动性和独立性加强，工作满意度较高，加强了与患者、家属及其他医务人员的沟通，合作性增加，护患关系熟悉密切；③促进小组成员间的有效沟通，提高护理服务质量；④护理记录书写简单、方便，护士护理患者时间增加，辅助护士参与制定护理计划，工作兴趣和满意度增高。

（3）责任制整体护理缺点：①对责任护士能力水平要求高，护理人力需求大，由于护理人员缺编，白天按这种方式组织安排工作较为现实，大小夜班人员力量相对薄弱；②护理工作节奏加快，护士工作压力较大。

5. 系统化整体护理　自20世纪90年代以来开展的新型护理模式，是责任制护理的进一步完善。整体护理是一种模式，也是一种理念，整体护理是以人的健康为中心，以现代护理观为指导，以护理程序为核心，为患者提供心理、生理、社会、文化等全方位的最佳护理，并将护理临床业务和护理管理环节系统化的工作模式。它是在责任制护理基础上对护理方式的进一步丰富和完善。

（1）系统化整体护理特点：它确定了以护理程序为核心的工作过程。护理程序是整体护理的核心，是确认和解决患者健康问题的护理工作过程。护士不再是被动地执行医嘱和盲目地完成护理操作，而是全面评估、科学决策、系统实施、和谐沟通、客观评价的主动调控过程，为患者提供优质的护理服务。护士独立思考并自觉运用护理程序及自己的护理实践经验，独立为患者解决健康问题，充分调动了护理人员工作的主动性和积极性，有助于各层次护理人员职能的发挥，体现了护理专业的独立性和护士的自身价值。护理工作趋于规范化、科学化、标准化。

（2）系统化整体护理优点：①患者有安全感和归属感，护士的责任感增强；②护士学习和工作自觉性提高，及时补充专业知识；③护士处理问题更直接和迅速，有利于提高工作效率，护士与医生、患者、家属及其他医务人员沟通协作关系好。

（3）系统化整体护理缺点：①对责任护士的水平要求高；②人力投入较多。

6. 个案管理　是一种多学科合作以个案形式提供的护理方式。对患者的护理从入院管理到出院，延伸到家庭，有利于患者的康复，加强患者的住院费用控制和出院后的管理。

（1）个案管理优点：①护士直接对个案患者负责，责任感强；②促进学科间以患者为中心的工作重点和护士与其他卫生专业人员的合作；③丰富护理人员工作内容，增加实践中的自主权，提高工作满意度；④使患者从医院转回社区更容易，促进患者回到家庭便于生活；⑤增加患者满意度，减少花费，促进社区资源合理应用。

（2）个案管理缺点：①护士需要进一步培训；②浪费时间。

7. 临床护理路径 临床路径是指针对某一疾病建立一套标准化治疗模式与治疗程序，是一个有关临床治疗的综合模式，以循证医学证据和指南为指导来促进治疗组织和疾病管理的方法，最终起到规范医疗行为，降低成本，提高质量的作用。

（1）临床护理路径特点：是在医疗指导下延伸的，按照医嘱、病情来指导护理工作。是患者在住院期间的护理模式，是针对特定的患者群体，以时间为横轴，以入院指导、接诊时诊断、检查、用药、治疗、护理、饮食指导、活动、教育、出院计划等理想护理手段为纵轴，制成一个日程计划表，对何时该做哪项检查、治疗及护理，病情达到何种程度，何时可出院等目标进行详细的描述说明与记录。护理工作不再是盲目机械地执行医嘱或等医生指示后才为患者实施护理，而是有计划、有预见性地进行护理工作。患者了解自己的护理计划目标，主动参与护理过程，增强患者自我护理意识和能力，达到最佳护理效果，护患双方相互促进，形成主动护理与主动参与相结合的护理工作模式。

（2）临床护理路径优点：①提高医院的竞争力，降低服务成本，促进医疗护理质量持续改进；②规范诊疗护理手段，加强多学科合作，增强患者及家属对诊疗过程的预知，提高服务对象满意度。

（3）临床护理路径缺点：对于诊断不明确，病情复杂，并发症多，治疗护理结果难以预料等情况不适合采用临床路径。

 护理学而思

自从采用功能制排班之后，消化科人手不足的现象，终于得到了解决，护士长也松了一口气，但是没过多久，消化科投诉增加，患者满意度下降，患者经常向护士长投诉护士态度不好。患者小李想要咨询有关检查的事，问帮她输液的护士，输液的护士说她只负责输液；问发药的护士，发药的护士回答只负责发药；问其他护士，均表示不是她们的工作范畴。护士小张觉得自己好像变成了打针、发药的机器，对自己的职业产生厌烦情绪。

请思考：

1. 利用所学知识分析该案例中所采用的护理工作模式的利弊。

2. 应采用何种护理工作模式改变这种局面？

第四节 护理组织文化

一、组织文化的含义

1. 文化（culture） 文化有广义与狭义之分。广义的文化是指人类在社会历史发展过程中所创造的物质财富和精神财富的总和。狭义的文化是指特定社会的意识形态，以及与之相适应的礼仪制度、组织机构、人们所共有的一种习惯性的心理状态和行为方式等。文化具有民族性、多样性、相对性、积淀性和整体性等特点。

2. 组织文化（organization culture） 组织文化是一个组织在长期的实践活动中形成的，为组织成员所认可、接受、传播和遵从的基本信念、共同价值观、道德规范、行为准则、社会角色和人文模式。

组织形象靠组织文化来塑造，组织声誉靠组织文化来传播，组织素质靠组织文化来提高，组织精神靠组织文化来培育。组织发展的灵魂是组织文化。

二、组织文化的基本特征

1. 意识性 组织文化是一种抽象的意识范畴，作为组织内部的一种资源，属于组织的无形资产。

2. 系统性 组织文化是由共享价值观、团队精神、行为规范等一系列内容构成的一个系统，各要素之间相互依存、相互联系。

3. 凝聚性 组织文化可以使组织成员的行为、思想、感情、信念、习惯及沟通方式与组织有机地结合在一起，形成相对稳固的文化氛围，凝聚成一种无形的合力，激发组织成员的主观能动性，为组织的目标努力。组织文化可以向人们展示某种信仰与态度，影响着组织成员的处世哲学和世界观，甚至影响着人们的思维方式。因此，在某一特定组织内，人们受组织文化的驱使，聚集在一起共同完成组织的任务和目标，组织文化起到了"黏合剂"的作用。

4. 导向性 组织文化的深层含义是组织成员共同的行为准则与价值取向，组织文化对组织成员有推动作用和内在约束力，因而对人们的行为有着持久而深刻的导向作用。

5. 可塑性 组织文化并非与生俱来，而是在组织生存和发展过程中逐渐总结、培育和积累形成的。

6. 长期性 指组织文化的塑造和重塑的过程需要相当长的时间，而且是一个极其复杂的过程，组织的共享价值观、共同精神取向和群体意识的形成不可能在短期内完成。

三、组织文化的结构

从现代系统观点看，组织文化的结构层次由三个部分组成：表层文化、中介文化及深层文化。

1. 表层文化 又称物质文化，是现代组织文化结构中最表层的部分，由职工创造的各种物质设施等构成的器物文化。它通过两方面来体现：一是企业生产经营成果，即企业生产的产品和提供的服务，如产品的款式、品质、包装等。二是企业的厂房、设备标识等工作和生活环境，如医院的设备、工作环境等，院容院貌、院徽、院旗、院服等。

2. 中介文化　由组织制度文化、管理文化和生活文化组成。制度文化表现为组织的规章制度、组织机构以及运行过程中的交往方式、行为准则等。管理文化表现为组织的管理机制、管理手段和管理风格与特色。生活文化表现为组织成员的娱乐活动及成员的各种教育培训。中介文化是组织及其成员的一切行为方式所表现出来的精神状态和思想意识。如医院目标管理责任制、护理查房制度、护理技术操作原则等。

3. 深层文化　又称精神文化、核心文化，指组织成员共同信守的基本信念、价值标准、职业道德等，它是组织文化的核心和灵魂。如救死扶伤的奉献精神、严谨治学的教育理念等。

组织的表层文化、中介文化和深层文化是不可分割的有机整体。深层文化是表层文化和中介文化的思想内涵，是组织文化的核心和灵魂；中介文化制约和规范着表层文化和深层文化的建设；表层文化是组织文化的外部表现，是中介文化和深层文化的物质载体。

四、护理组织文化建设

（一）护理组织文化的概念

护理组织文化（Nursing care of organizational culture）是在一定社会文化基础上形成的具有护理专业特征的一种群体文化，是被全体护理人员接受的价值观念和行为准则，也是全体护理人员在实践中创造出来的物质成果和精神成果的集中表现。它决定着护理经营管理的决策、领导风格以及全体护理人员的工作态度和工作作风，可分为显性和隐性两大类。显性内容是指以精神的物化产品和行为为表示形式的，通过直观的视听器官能感受到的，又符合组织文化实质的内容，包括护理工作环境、组织制度、组织形象等。隐性内容是组织文化的根本，是最重要的部分，直接表现为精神活动，具有文化的特质，包括护理哲理、价值观念、道德规范、组织精神等。护理哲理是组织的最高层次的文化，主导、制约着护理文化向其他内容发展的方向，护理价值观是组织文化的核心。

（二）护理组织文化的内容

护理组织文化的内容十分丰富。概括地讲，护理组织文化的内容包括护理组织环境、护理组织目标、护理组织制度、护理组织精神、护理组织理念和护理组织形象六个方面。

1. 护理组织环境　包括内环境和外环境。内环境是指护理人员的工作环境和人际关系环境。外环境是指医院所处社会中的经济、文化、政治等方面的环境。

2. 护理组织目标　是一定时期内所预期达到的质量和数量指标，是护理服务的最佳效益和护理组织文化的期望结果，决定了组织应建立护理组织文化的内涵和形式，包含着提高护理人员的素质、造就优秀的护理专业人才。

3. 护理组织制度　是医院文化建设的重要组成部分，是医院协调护理组织与其他组织部门的纽带,是护理组织的宗旨、价值观、道德规范、科学管理的反映。

4. 护理组织精神　集中反映护理人员的思想活动、心理状态和职业精神,包括护理理念、价值观等。护理组织精神可规范护理人员的行为,提高护理组织的凝聚力,是护理组织文化的象征。

5. 护理组织理念　是护理组织在提供护理服务过程中形成和信奉的基本哲理,它决定了护理工作的价值取向和护理人员的奋斗目标。

6. 护理组织形象　是社会公众和内部护理人员对护理组织的整体印象,是护理服务质量、人员素质、技术水平、公共关系等在社会上和患者心目中的总体印象。良好的护理组织形象有利于提高护理组织的知名度,增强护理组织的凝聚力和竞争力,增加护理人员的自豪感和自信心。

(三) 护理组织文化的建设方法

护理文化的核心就是以人为本。对患者采取人性化的服务,对护士进行人性化的管理。进行护理文化建设,必须认真抓好各个环节的建设,以优秀的护理文化促进护理体制创新、技术创新与制度创新,建立起既符合市场经济体制又具有护理自身发展特点、符合现代医院发展要求的护理管理体制和运行机制,激发护理组织自身的创造性,增强竞争力和发展后劲,促进护理事业健康发展。

1. 表层文化建设　护理表层的物质文化就是护理的有关文化要素展现在社会上的外界形象,是护理文化的外在表现。浅层的行为文化是护士在为患者服务和内部人际交往中产生的活动文化,反映一个医院护理作风、精神风貌、人际关系方式等,是医院护理精神的动态反映。为此,要加强护士继续教育,开展多渠道、多层次、多形式的护士培训工作,一方面加强护士综合素质的培养、人文社会科学知识的补充与更新和技能的提高;另一方面要规范文明用语和服务行为,包括对语言沟通、护士着装、仪容、仪表、体态、交接班、接电话、术前访视、入院接待等,从护士为患者提供的各种服务到各项护理技术操作都要体现优雅,以良好的职业形象满足人们不同的审美需求和心理需求。

2. 中介文化建设　护理中介文化由医院护理的组织管理形式和各项规章制度组成,是护理文化的支撑。护理管理者首先要遵循人本原理,尊重护士、关心护士、激发护士的主观能动性,教育护理人员要跟踪护理学的发展动态,掌握本学科的新知识、新技术、新方法,不断提高护理质量和服务水平。其次要依法管理,制定出既符合本院实际,又符合行业要求,且得到法律保护和约束的各项护理工作管理制度、操作常规,进一步规范护理服务行为。

3. 深层文化建设　护理深层文化的核心是护理哲学、护理精神和价值观。护理哲学具体包括以下两个方面:一是独立精神,护理精神反映护理独立人格,是医院护理自身的特点,能体现护士的主体意识。二是创新精神,包括护理管理、护理体制、护理目标、护理哲理、护理经营理念等,以及用人机制、分配制度、服务水平、技术操作等多层次、多方面的创新精神。建立以人为本的激励机制,鼓励护理技术创新。

本章小结

　　本章学习重点是护理组织设计原则、护理组织结构及护理工作模式。学习难点为正式组织和非正式组织的区别和影响，护理管理的组织原则、护理组织文化在护理临床中的应用。在学习过程中应注意树立正确的护理价值观，结合案例正确理解组织工作在医院护理管理中的重要作用，重视非正式组织对正式组织的影响，理解医院护理管理的组织原则，根据临床护理工作正确选用合理的护理工作模式，具有护理组织文化管理的意识，提高护理管理能力。

（荆世瑜　翟　颖）

思考与练习

1. 什么是组织？非正式组织对正式组织有哪些影响？
2. 在医院护理管理工作中应遵循哪些组织设计原则？
3. 我国医院护理组织结构有哪几种形式？
4. 目前护理工作模式有哪些？分析说明它们的优点和缺点。
5. 什么是组织文化？如何建设护理组织文化？

第四章 | 人力资源管理

04章
04章 数字资源

学习目标

1. 具有以人为本的护理人力资源管理的理念。
2. 掌握护理人力资源管理的目标、特点及基本原理，护理人员编设的原则。
3. 熟悉护理人员编设的计算法，招聘的基本步骤，护理人员的排班方法。
4. 了解影响护理人员编设的因素，护理培训内容，绩效考核基本原则，薪酬的概念。
5. 学会运用人力资源管理原理，进行护理人员的编配、选聘、培训、绩效考核等。

人是生产力最基本的要素，也是一切资源中最重要的资源。护理人员是医疗卫生机构中的主要力量，人员数量多、工作范畴大、影响面广。如何做好护理人员的选聘、培养、考核、晋升等活动，充分调动其工作积极性，做到人尽其才、才尽其用，全面实现护理工作目标，是护理人力资源管理的重要任务。

 工作情景与任务

导入情景：

某医院护理部李主任，工作认真负责，在做好医院日常护理管理工作的同时，要协调各科护士做好以下工作：调配一部分护士到发热门诊值班，组织一部分护士到社区进行核酸检测，有时还需要动员护士加入医院医疗队支援疫情较重的地区。她有时甚至需要工作到深夜，跟各科护士长协调护士排班问题。

工作任务：

说出护理人力资源管理的基本职能。

第一节　护理人力资源管理概述

在所有的管理对象中，人是首要的因素，员工的素质和行为表现是实现组织目标的关键，人才就是资源。

人力资源（human resources）又称为劳动力资源，是指能够推动整个经济和社会发展、具有劳动能力的总人口。人力资源管理（human resources management）也称人员管理或称人员配备，是指运用现代化的科学方法，对与一定物力相结合的人力进行合理培训、组织和调配，使人力、物力经常保持最佳比例状态，同时对人的思想、心理和行为进行恰当的引导、协调和控制，以充分发挥人的主观能动性，使人尽其才，才尽其用，最终实现组织目标的过程。这一概念可以从两方面来理解：

1. 对人力资源外在要素－量的管理　就是根据人力、物力及其变化，对人力进行恰当的选聘、培训、组织和协调，使二者保持最佳比例和有机结合，使人和物都充分发挥出最佳效应。

2. 对人力资源内在要素－质的管理　是采用现代化的科学方法，对人的思想、心理和行为进行有效的管理，包括对个体和群体的思想、心理和行为的协调、控制和管理，充分发挥人的主观能动性，以达到组织目标。

护理人力资源（nursing staff resources）是以促进疾病康复，提高全民健康水平，延长寿命为目标的国家卫生健康计划所需要的一种人力资源。他们是受过专门的护理教育，能够根据患者的需求而提供护理服务，贡献自己才能和智慧的人，包括已经在卫生健康机构工作的护理人员，正在接受教育和培训，达到一定的技术水平或获得相应的从业资格，能提供卫生健康服务的人员。

一、护理人力资源管理的目标和特点

护理人力资源管理（nursing staff resources management）是应用现代管理科学的基本理论和技术，对护理组织的人才需求进行科学的规划、选聘、使用、培训、考核和开发的管理过程，是护理管理者为护理组织做好选人、用人、育人和留人的工作。

（一）护理人力资源管理的目标

护理人力资源管理的最主要目标就是根据医院的结构、目标、护理模式，为每个护理单元，每个班次提供足够的、高素质的护理人员，让组织中每个护理人员的优势、潜能得以充分发挥并取得最佳的护理绩效，达到人员与岗位的匹配、人员与人员的匹配、人员贡献与工作报酬的匹配，最大限度地提高组织效率。

（二）护理人力资源管理的特点

1. 复杂性　护理人力资源管理过程复杂，包括护理人员的选聘、培养、分配、考核、晋升、继续教育、职业发展和奖惩等,各环节紧密相扣,仅仅依靠护理部门是不能完成的,需要全院乃至全社会的重视和支持。

2. 长效性　护理人力资源是护理资源中最珍贵的要素,需要长时间的培养。护理教育事业是影响久远的事业,要满足日益提高和不断变化的护理事业发展,必须以长远的、发展的态度来谋划和培养护理人力资源。

3. 动态性　护理人力资源中的专业技术和实践活动是始终变化发展的,这就要求管理者要用发展的、动态的理念对护理人力资源进行有计划的组合、调控、使用及管理。

4. 情感性　护理人力的投入和产出不同于其他资源,护理人力资源中的每一个成员都蕴藏着极大的潜力。采取多种措施,最大限度地发挥每个成员和每个群体的积极性和创造性,以最小的投入,获得最大的效益。

二、护理人力资源管理的基本原理

1. 同素异构　同素异构原理是化学中的理论,一般指事物的成分因在空间关系上的变化而引起不同的结果,甚至发生质的变化。将此原理运用到护理人力资源管理中,指在护理人员的组合上,同样数量和素质的人采用不同的组织结构,可以取得不同的效果,使之发挥整体功能大于个体功能之和的优势。

2. 能位匹配　即能位原理,是指人力资源管理人员应根据员工的才能,把员工安排在相应的岗位上,从而保证岗位的需求和员工的能力匹配。因此,在护理人力资源管理中,管理者要善于发现护理人员的特点,把合适的人放在合适的位置上,才能充分发挥出人的聪明才智。

3. 互补增值　人力资源系统中的个体存在着多样性、差异性,因此在人力资源整体中具有能力、性格等多方面的互补性。护理人力资源管理部门,应在护理目标一致的前提下,充分利用互补增值原理,通过知识互补、能力互补、性别互补、年龄互补、气质互补等,取长补短形成最佳的护理团队,发挥团队力量,收到事半功倍的效果。

4. 动态适应　在人员配备过程中,人与事、人与岗位的适应性是相对的,护理人力资源管理应根据员工个体状况、组织结构、外部环境的变化,实行动态管理,针对内外环境的变化适时予以调整,确保护理队伍和护理人员的动态优化组合。

5. 激励强化　强化理论是由美国心理学家斯金纳创建的,就是通过奖励和惩罚使员工明辨是非,对员工的劳动行为实现有效激励。护理人力资源管理中,应当充分有效地运用各种激励手段,对员工有奖有罚,赏罚分明,强化正确的工作行为与方式,调动护理人员的主观能动性,提高工作效率。

6. 公平竞争　公平竞争指护理人员都从同样起点,用同样规则,公正的进行考核、录用和奖惩,通过公平竞争、适度竞争、良性竞争,来调动护理人员的积极性、主动性和创造性。

7. 文化激励　文化是组织的灵魂,具有极强的凝聚力。文化激励指以价值观、理念等文化因素把护理人员凝聚在一起。如护理目标、护士职业道德、护士职业形象等都可以成为激发护理人员的精神文化因素。

8. 二八法则　"二八法则"源自意大利经济学者帕累托研究的帕累托分析法,这个法则的内涵是在任何一组东西中,最重要的只占其中一小部分,约20%,其余80%尽管是多数,却是次要的,因此又称"二八律"。因此,人力资源开发不仅要对整个队伍的发展做出统筹规划和周密安排,更重要的是必须突出重点,切实抓好骨干人才的开发,通过骨干去带动一般。因为80%的工作任务通常都是由20%的骨干力量完成的。

三、护理人力资源管理的基本职能

医院护理人力资源管理职能主要包括:护理人力资源规划、招聘、培训、绩效评价、开发和发展、薪酬管理与劳动保护,以及制定相关的人事政策等。

1. 护理人力资源规划　护理人力资源规划是医院人力资源管理部门和护理职能部门根据护理业务范围评估和确认护理人力资源需求并做出策划的过程,主要包括三方面的工作:①评价现有的护理人力资源;②预测将来护理人力资源总需求与供给;③制定满足未来护理人力资源需要的行动方案。通过护理人力资源规划,确保护理人力资源管理活动的各个环节相互协调。

2. 护理人员的招聘　护理人员招聘是指医院人力资源管理部门为满足护理工作的需求,录用足够数量具备应聘条件的个人与具体岗位匹配的过程。在招聘过程中需要注意的是,寻求足够数量具备岗位资格的应聘者,以增大组织选择的自主性;录用最适合岗位需要的人员,以确保护理服务安全。

3. 护理人员的培训　护理人员的培训,既保障了护理人力资源发展与医院未来发展需要相适应,又满足了护理人员自身提高的需要。按计划对护理人员进行培训,不断提高他们的职业道德、文化素养和业务水平,以满足医院发展和服务患者的需要。

4. 护理人员的绩效评价　护理人员的绩效评价,是对照护理工作岗位职责,运用科学、合理的评价标准,对护理人员的工作表现、工作态度等进行客观、公正的评价,其结果可作为护理人员晋升、奖惩、薪酬、接受培训等方面的参考依据。

5. 护理人员的开发和发展　护理人员的开发和发展,既是为其将来的工作做准备,又是组织培养优秀护理人员的重要环节。主要内容包括:分析护理人力资源现状、有效利用现有人力资源;按照护士个人需求提供个人发展空间及激励措施等。

6. 护理人员的薪酬管理与劳动保护　薪酬分配是否科学合理,直接关系到护理队伍的稳定与发展。护理人力资源管理部门应根据护理人员的资历、职务、岗位、工作表现等方面综合制定薪酬管理体系。同时,由于多种危险因素存在或潜在于护理工作中,容易给护理人员造成职业伤害。因此,护理人力资源管理部门应为护理人员提供健康、安全的工作环境,加强劳动保护措施。

7. 档案管理及其他 人力资源管理部门应妥善保管护理人员的原始资料,及时补充完善护理人员进入工作后的各种档案资料,如职务变动、奖惩、培训等,使之真实、完整、准确的体现护理人员情况,可作为日后工作岗位调整的基本依据。

第二节　护理人员的编设

护理人员的编设,是为具体的护理单元提供数量合理和质量合格的护理人员,以满足服务对象的需要,保障护理安全的过程。根据医院类型、规模、等级及护理工作量等项目的不同,所编设的护理人员的数量和质量也不相同。

一、护理人员编设的原则

1. 满足需要原则 满足患者的护理需要是编设护理人员数量与质量的主要原则。同时还要根据医院的类型、等级、规模、科室设置、仪器设备、建筑布局、护理工作量等实际情况进行综合考虑,确定护理人员的数量和结构(年龄、学历、职称)。

2. 结构合理原则 合理编设护理人员,体现在护士群体的结构比例,包括行政管理、教学科研、临床护理人员比例。我国医院分级管理标准规定,二、三级医院护理人员占卫生技术人员总数的50%,医护之比为1:2,床护之比为1:0.4等基本要求。同时保持不同学历和技术职称的比例、老中青不同资历的比例等,以保证高质量的护理服务。

3. 优化组合原则 优化组合原则体现了科学管理的基本要求。护理人员的编配要注意护理人员群体在年龄、资历、性格、气质、学历等因素的互补,充分考虑专业技能、体力上的互补。通过优化组合,可以使个体间取长补短,最大限度地发挥组织效能,用最少的投入获得最大的效益。

4. 经济效能原则 人力资源管理的核心是提高组织效率,使经济效能最大化。在人员配备上进行组织优化,要求护理管理者对人力、物力、财力、时间、信息等资源进行有效核算,在保证优质高效的基础上减少人力成本的投入。

5. 动态调整原则 随着时间的推移,医院体制的改革持续进行,护理专业不断发展,护理人员的编设应该保持动态调整,不断吸纳具有新观念、新知识、新技术的护理人员,同时重视护理人员个体的发展趋势,对护理人员进行动态调整。

二、影响护理人员编设的因素

护理人员的编设会受到外部环境因素的影响。因此,护理人力资源管理部门在人员编设过程中除了遵循上述编设原则之外,还要考虑以下因素:

1. 工作数量和工作质量　工作数量和工作质量是影响护理人员编设的主要因素。工作数量主要受床位数、床位使用率、床位周转率、门(急)诊患者就诊率、住院手术率等因素影响。工作质量与护理业务范围的广度和技术难度有关,不同类型与级别的医院,不同护理方式(如功能制或整体护理),不同护理级别患者所要求的护理质量标准不同。整体护理病区的建立、专科特色的发展和新的诊断治疗设备的使用,对护理人员的数量和质量提出了更高的要求。

2. 人员数量和人员素质　工作量的多少与人员数量成正比,然而工作量要求在保证质量的基础上完成。人员数量固然重要,但主要是人员素质。护理人员的素质、技术、品德、能力较高,训练有素,编设可以少而精,且有利于提高工作质量和效率;若编设的护理人员素质差、能力低,不仅需要的人数多,且影响工作质量和效率。

3. 人员比例和管理水平　医院内各类人员的比例、护理系统的管理水平以及与医院行政、医技、后勤部门的相互协调,直接影响对护理人员的编设和护理工作的效果。护理人员内部,年龄上的老、中、青,职称上的高、中、初,学历上的高、中、低等比例结构要适应护理专业的科学性、服务性、连续性等特点,否则也会影响护理人员的编设。

4. 政策法规和人员特征　一些政策法规,如节假日、公休日、病事假、教育培训等方面的政策法规,可影响护理人员的编设,护理人员中,女性占绝大多数,"五期假"的假期多,也会影响护理人员的编设。

5. 工作条件和社会因素　不同地区、不同自然条件的医院,需要的人力有所不同,医院的建筑、布局、配备和自动化设备等工作条件,也是影响人员编设的因素。此外,医院在社会中的地位、医疗保险制度和护理对象的经济状况、社会背景、文化层次、年龄特征等,都会影响护理人员的编设。

随着社会的不断发展,还会产生新的影响因素,在进行护理人员编设时,应综合考虑。

三、护理人员编设的计算方法

(一)按《编制原则》计算法

1978年卫生部颁布的《综合医院组织编制原则(试行草案)》(以下简称《编制原则》),对城市综合医院、医学院校的综合性附属医院和县医院的人员编设做出了明确规定。

1. 病床与工作人员比例　根据医院规模和所担负的任务,将床位与工作人员之比分为三类(表4-1)

(1)300张床位以下的医院:按1:1.30~1:1.40计算。

(2)300~500张床位的医院:按1:1.40~1:1.50计算。

(3)500张床位以上的医院:按1:1.60~1:1.70计算。

表4-1 综合医院人员编设方案

适用范围/床	计算基数/床	床位与工作人员之比	工作人员总数/人	卫生技术人员数/人	护理人员数/人
80～150	100	1:1.3～1:1.4	130～140	91～98	46～49
151～250	200	1:1.3～1:1.4	260～280	182～196	91～97
251～350	300	1:1.4～1:1.5	420～450	298～320	149～160
351～450	400	1:1.4～1:1.5	560～600	403～432	201～216
451 以上	500	1:1.6～1:1.7	800～850	576～612	288～306

2. 医院各类人员比例（表4-2）

（1）卫生技术人员占医院总编设的70%～72%，其中护理人员占50%，医师占25%，其他卫生技术人员占25%。

（2）行政管理和工勤人员占总编设的28%～30%，其中行政管理人员占总编设的8%～10%。

表4-2 医院中各类人员的比例

卫生技术人员	其中						行政管理人员	工勤人员
	医师	护理人员	药剂人员	检验人员	放射人员	其他医技		
70%～72%	25%	50%	8%	4.6%	4.4%	8%	8%～10%	18%～22%

3. 各科室护理人员的编设比例 一般情况下，各科室护理人员的比例为：

（1）病区床位数与护士之比为1:0.4；

（2）病区床位数与护工之比为1:0.1；

（3）重症监护室床位数与护士之比为1:(2.5～3)；

（4）门诊护理人员与门诊医师之比为1:2；

（5）住院处护理人员与病床之比为(1～1.2):100；

（6）婴儿室护理人员与病床之比为1:(3～6)；

（7）注射室护理人员与病床之比为(1.2～1.4):100；

（8）供应室护理人员与病床之比为(2～2.5):100；

（9）急诊室护理人员与医院总床位之比为(1～1.5):100；

（10）急诊观察室护理人员与观察床位之比为1:(2～3)；

（11）手术室护理人员与手术台之比为(2～3):1；

（12）助产士与妇产科病床之比为1:(8～10)。

病房护理人员承担的护理工作量（表4-3），不包括发药及治疗工作在内，发药及治疗工作每40~50床位配备3~4名护士。以上各科室，每6名护理人员（助产士）另增加1名替班人员。

表4-3　每名护理人员承担床位数

科别	每名护理人员承担的床位数		
	白班	小夜班	大夜班
内、外科 妇产科 结核科 传染科	12~14	18~22	34~36
眼、耳鼻喉、口腔科 皮肤科 中医科	14~16	24~26	38~42
小儿科	8~10	14~16	24~26

例1：某医院外科病房设置床位50张，根据卫生部《编制原则》，该病房需多少名护理人员（发药及治疗工作按4名护士计算）？

步骤1：根据编制原则，该病房每名护理人员承担的床位数为，白班12~14张、小夜班18~22张、大夜班34~36张，计算出该病房分管床位的护理人员为：

最多护士数：$\frac{50}{12}+\frac{50}{18}+\frac{50}{34}\approx8.42$（名）；最少护士数：$\frac{50}{14}+\frac{50}{22}+\frac{50}{36}\approx7.23$（名）

步骤2：除分管床位的护理人员外，给药护士及治疗护士应加4名，则：

最多护士数 = 8.42 + 4 ≈ 12.42（名）；最少护士数 = 7.23 + 4 ≈ 11.23（名）

步骤3：根据文件规定，每6名护士应增加替班1名，则该病区实际应编设的护理人员数为：

最多护士数 = 12.42 + 12.42 ÷ 6 ≈ 14.5（名）

最少护士数 = 11.23 + 11.23 ÷ 6 ≈ 13.1（名）

结论：该外科病房需要编设护理人员13~15名。

（二）实际工作量计算法

依据我国分级护理的要求，计算每名患者在24小时内所需的直接、间接护理的平均时数得出实际工作量，进一步推算出护理人员编制人数。根据1980年南京市护理学会对7所医院护理工作量的测算结果，一级护理患者，每日所需直接护理时数为4.5小时；二级护理为2.5小时；三级护理为0.5小时；间接护理时间每一位患者每日约20分钟（40张床日均护理时间为13.3小时）。另外，在计算护理工作量时，除每日常规直接护理所需时数外还需考虑抢救及特殊护理等所需机动时数，一般按20%～50%计算。

计算公式：

$$应编护士数 = \frac{各级护理所需时间总和}{每名护士每天工作时间} \times (1 + 机动数)$$

例2：某医院外科病房编制床位43张，现患者总数为40人，其中一级护理6人，二级护理14人，三级护理20人，应配备多少护理人员（机动数按20%计算）？

$$应编护士数 = \frac{4.5 \times 6 + 2.5 \times 14 + 0.5 \times 20 + 13.3}{8} \times (1 + 20\%) = 13（人）$$

（三）《医院分级管理标准》计算法

1989年卫生部《医院分级管理办法（试行草案）》和《综合医院分级管理标准（试行草案）》中，提出了各级医院人员编设的标准。目前也可作为计算护理人员编设的依据（表4-4）。

表4-4　各级医院人员编设基本标准

项目	其中		
	一级医院	二级医院	三级医院
总人员编制（床：职工）	1:(1～1.4)	1:1.4	1:1.6
卫生技术人员比例	80%	75%	72%～75%
护理人员占卫技人员比例	38%	50%	50%
医师（含医士）与护理人员之比	1:1	1:2	1:2
病床与病区护理人员之比	—	不少于1:0.4	1:0.4
护师以上职称人员比例（占护理人员总数）	≥10%	≥20%	≥30%
护理员占护理人员总数	≤33%	≤25%	≤20%

（四）其他计算法

1.《护士条例》　2008年5月12日实行的《护士条例》对我国护理人员编设做出了明确规定。其中第20条规定："医疗卫生机构配备护士的数量不得低于国务院卫生主管部门规定的护士配备标准。"

2.《医院管理评价指南（2008年版）》　该指南要求各医院严格按照《护士条例》规定实施管理工作，对各护理单元护士的配备有明确的原则与标准，为确保护理质量与患者安全，病房护士与床位比至少达到0.4：1，重症监护室护士与床位比达到（2.5～3）：1，医院护士总数至少达到卫生技术人员的50%。有条件的医院和地区可以进一步提高上述比例。

3.《医院实施优质护理服务工作标准（试行）》　2010年卫生部印发的《医院实施优质护理服务工作标准（试行）》中要求护士配备合理，依据护理工作量和患者病情编设护士，病房实际床位数与护士数的比例应当≥1：0.4；每名责任护士平均负责患者数量不超过8

人;一级护理患者数量较多的病房,护士编设应当适当增加。

4.《全国护理事业发展规划纲要(2021—2025)》 2022年4月29日制定的《全国护理事业发展规划(2021—2025年)》指出:2020年底,全国注册护士总数470余万人,每千人口注册护士数达到3.34人,全国医护比提高到1:1.15,医护比倒置问题进一步扭转。具有大专以上学历的护士超70%,护士队伍学历素质进一步提高。到2025年,我国护理事业发展达到以下目标:全国护士总数达到550万人,每千人口注册护士数达到3.8人,护士队伍数量持续增加,结构进一步优化,素质和服务能力显著提升,基本适应经济社会和卫生健康事业发展的需要。

5.《关于促进护理服务业改革与发展的指导意见》 2018年国家卫生健康委员会等六部门发布的《关于促进护理服务业改革与发展的指导意见》,要求每千人口注册护士数超过3.14人,医护比不低于1:1.25。

6.《国家卫生健康委员会办公厅关于进一步加强医疗机构护理工作的通知》 2020年国家卫生健康委员会发布《国家卫生健康委员会办公厅关于进一步加强医疗机构护理工作的通知》,《通知》要求临床护理岗位护士数量占全院护士数量不低于95%。二级及以上医院全院病区护士与实际开放床位比不低于0.5:1,重症监护病房护士与实际开放床位比不低于(2.5~3):1。

(五)护理管理人员的编设

2020年国家卫生健康委员会发布《国家卫生健康委员会办公厅关于进一步加强医疗机构护理工作的通知》中指出,医疗机构要加强护理工作的组织管理。二级及以上医疗机构应当设立护理管理委员会和独立的护理管理部门,二级以下医疗机构应当结合实际指定分管护理管理工作的部门或指定专人负责护理管理工作。同时要建立扁平化的护理管理层级,可结合本单位实际建立三级护理管理体制(护理部主任/副主任—科护士长—护士长)或二级护理管理体制(护理部主任/副主任—护士长)。

四、护理人员的招聘

招聘是吸引足够数量的个人并鼓励其申请到组织工作的过程。招聘护理人员是人力资源管理的工作之一,关系到护理工作的质量和组织目标的实现。招聘包括从组织外部招聘和内部调整和晋升等方式,这里仅介绍外部招聘的步骤。

(一)招聘准备阶段

1. 确定招聘人数　根据护理人员编设方案,评估护理人员的需求情况,明确哪些岗位需要补充护理人员,确定招聘护理人员的数量。

2. 确定招聘岗位　进行岗位需求分析,掌握需要补充人员的工作岗位的性质、特征和要求,遵循因需设岗、因事设岗、规范化、整分结合、最少岗位数、人事相宜的原则,明确招聘岗位。

3. 编制招聘方案　根据岗位分析的结果,确定岗位所需的人员类型、数量及招聘条件,设定招聘计划及程序,制定切实可行的招聘方案。

（二）招聘实施阶段

招聘工作的实施是整个招聘工作的核心,是关键环节,包括发布招聘信息、招聘考试、体检政审、公示录用等步骤。

1. 发布信息　根据招聘方案,向社会发布招聘信息,公开招聘。

2. 招聘考试　护理招聘一般范围笔试和面试。笔试一般为闭卷考试,主要考察护理岗位必需的护理专业基础知识和技能。面试主要考应聘者的专业知识、沟通表达能力、判断能力、思维能力、应变能力等方面,考察应聘者对岗位的适合程度,一般包括结构化面试和技能考核。

3. 体检政审　根据笔试和面试成绩,确定进入体检名单,到具有体检资质医院进行健康查体。体检合格后,进入政审考察环节。

4. 公示录用　体检政审合格人员,按照方案进行公示,公示结束无异议,办理入职手续。

护理人员招聘一般由医院人事部门组织实施,护理管理部门提出需求计划,参与招聘的考试等专业工作。招聘工作完成后,相关部门要对整体的招聘活动进行评估,是否聘用到适应岗位需求的护理人员。通过整体的招聘反思,不断完善护理人员的招聘方案,保证招聘工作的可靠性和有效性。

五、护理人员的排班

（一）排班的原则

护理人员的排班是护理人力资源管理职能之一,也是护士长的重要工作之一。护理工作需要24小时持续进行,只有轮班工作才能满足患者的需求。病房护士长需要根据本科室的专业特点、护理目标、护理工作量和护士的年龄、技术职务等要素进行科学、系统的安排工作,采取不同的排班方式,合理安排人力,确保护理工作的优质、高效运行。

1. 满足需求原则　以满足患者需求为核心,兼顾每位护士的个性特点和需求,进行合理排班,确保24小时连续护理,保证各班次紧密衔接,使医疗、护理、清洁、后勤保障等工作互不干扰,提高工作效率。

2. 结构合理原则　护士长应根据本科室护理人员的数量、专业能力、经验水平等因素对护士进行合理组合、优势互补,使各班次技术力量均衡,保证护理质量,保障患者安全。

3. 效率原则　在保证护理质量的前提下,将护理成本投入降到最低水平。在排班过程中,要有效运用人力资源,充分发挥护理人员个人优势同患者的需求相结合,提高护理工作效率。

4. 保持公平原则　排班时适当照顾护理人员的特殊要求,根据工作需要,合理安排各班次和节假日的值班,保持工作量基本均衡,使护理人员产生公平感和满意感。

5. 工作量均衡原则　掌握工作规律,保持各班工作量均衡,护士的工作量以白天为多,夜间少,工作日多,节假日少为特征,应根据患者需要护理的时间规律,合理安排人力,保持各班工作量均衡。

（二）排班的类型

依照排班权力的归属分为三类:

1. 集权式排班　排班者为护理部主任或科护士长。其优点是管理者掌握着全部护理人力,可根据工作需要灵活地调配合适的人员。缺点是对护理人员个别需要照顾不够,会降低工作满意度。

2. 分权式排班　排班者为病区护士长,在广泛征求护理人员意见后进行排班,是目前最常见的排班方式。优点是管理者能够充分了解人力需求状况,有效地进行安排,也能照顾护理人员个别需要。缺点是受病区护士长职责范围的限制,无法调派其他病区的人力,排班花费的时间较多。

3. 自我排班　由护理人员自己排班。可激励护理人员的自主性,提高工作满意度。排班前应先拟定排班原则,集体讨论排班方案,试行后不断修改、完善排班方案。优点:①提高护理人员的积极性;②增强团体凝聚力;③护士长与护理人员关系融洽;④护理人员调班少;⑤护士长节省排班时间。缺点是无法调配其他病区的人力。

（三）影响排班的因素

根据排班的原则,做到科学、合理、公正、有效率的排班不容易,在实施中,不能忽视影响排班的若干因素:

1. 医院政策　排班与人员编设数量、群体结构组成情况有密切关系,受医院相关政策影响。

2. 护理人员素质　护理人员的学历层次、工作能力、临床经验、心理素质和身体状况均是排班时需考虑的因素。

3. 护理分工方式　不同护理分工方式,人力需求和排班方式也不同。

4. 部门的特殊需求　监护病房、手术室、急诊室等护理单元各有其工作的特殊性,人员需求量和排班方法也与普通病区不同。

5. 工作时段的差异　每天 24 小时的护理工作量不同,白班工作负荷最重,小夜班、大夜班依次减轻,人员安排也由多到少。

6. 排班方法　各医院因机构、政策、人力配备、工作目标和管理方式不同,排班的方法也不同。

（四）排班的方法

在护理实践中,排班的方法多种多样,没有固定的模式,各医院可根据自身政策、采用的护理方式、护理人员的数量与素质、各部门患者的特点及护理工作量等灵活安排。

1. 周期性排班法　按 24 小时分配班次,固定轮转,一般四周为一周期,依次循环,又称循环排班法。其优点是排班模式相对固定，排班省时省力，便于护士熟悉排班规律、合理安排休假时间。缺点是班次固定，不方便临时调度。适用于护理人员结构合理稳定、患者数量和危重程度变化不大的科室。

2. 每日二班排班法　将每日 24 小时分为两个基本班次，即白班和夜班。白班和夜班进行交接班，每班安排 1 名或多名护士，工作 12 小时，同时上下班，必要时增加白班人数，优点是护士工作与休息的时间相对集中，节约人力。缺点是工作时间长易疲劳。适用于产房、手术室、眼科等科室。

3. 每日三班排班法　目前许多医院采用此种排班法，将一天 24 小时平均分为白班、小夜班、大夜班三个班次。每班工作 8 小时，通常由 7～8 人进行轮班，白班人员可适当增加，排班模式较为固定。优点是排班简便，班次、时间、人员相对固定，便于护士安排个人生活。缺点是，排班缺乏弹性，人岗匹配欠佳。

 知识拓展

APN 弹性排班

自 2010 年起，卫生部在全国卫生系统开展"优质护理服务示范工程"活动，印发了《医院实施优质护理服务工作标准（试行）》，要求合理实施排班。此后，国内各医院对护理排班模式尝试进行改革，APN 弹性排班应运而生。APN 排班的总体思路，是把一天按 A 班（8：00～16：00）、P 班（16：00～0：00）、N 班（0：00～8：00）三班的原则安排班次，并对护士进行层级管理。优点是，减少了交接班环节中的安全隐患；加强了中、晚班薄弱环节中的人员力量，降低了安全隐患；在 A 班和 P 班均有 1～2 名高年资护士担任责任组长，对护理工作中的高难度护理及危重患者的护理进行把关，充分保证了护理安全；有利于护士安排工作，避开上下班的高峰等。缺点是，需要充足的护理人力资源。

第三节　护理人员的培训与绩效考核

人员培训与绩效考核，是人力资源管理的重要内容。通过人员培训与绩效考核，可以优化人力结构、激发人力资源潜力、提高人力资源使用率。

一、护理人员培训

护理人员的培训，是指护理人力资源管理部门有计划、有组织地对护理人员实施的系统学习和开发潜力，不断提高护理人员素质的管理过程。护理人员的有效培训，在提高护理人员专业技术水平、改善服务质量、维护大众健康、促进学科发展方面都有着重要作用。

（一）护理人员培训的目的

1. 角色转变需要　帮助护理人员了解医院的文化、价值观和发展目标,理解护理工作的宗旨,增进护理人员对组织的认同感和归属感,尽快适应角色。

2. 满足工作需要　通过培训,协助新上岗的护士将学校中学习的理论知识和操作技术转化成专业技能,掌握工作基本方法,履行护士职责。

3. 适应发展需要　通过培训,帮助护理人员顺应发展的要求,不断转变观念,更新知识,提高技能,结合自身特点制定职业生涯发展规划,使护理人员在完成各项护理工作的同时,有意识地关注自身发展,最大限度地发展个人潜能。

4. 提升素质需要　通过培训,强化护理人员的职业素养,提升护理团队的整体素质,形成统一、团结、和谐的工作氛围,提高工作效率,创造优质护理服务。

（二）护理人员培训的形式

1. 岗前培训　是指护理人员上岗之前进行的培训和基本教育,分为新毕业护士的岗前培训和转岗护士的岗前培训。岗前培训的目的:一方面,介绍医院环境,降低新毕业或新调入护士因不熟悉环境而引起的焦虑;另一方面,介绍医院和科室的工作特点、工作职责、相关护理操作等,提升护士的专业素质。岗前培训一般在新护士上岗前两周进行,主要运用讲座、自学、参观、示范、练习等方式进行;转岗护士的岗前培训主要是以熟悉新岗位专科护理内容为主,帮助护士尽快融入新集体。

2. 临床护士的规范化培训　是指在完成护理专业院校基础教育后,为培训合格的临床护理专业人才,对在职护士进行的护理专业化培训。按照国家卫生部1998年颁布的《临床护士规范化培训试行办法》,对不同层次毕业生进行相应的规范化培训。本科毕业生培训时间为1年,专科毕业生培训时间为3年,中专毕业生培训时间为5年。临床护士的规范化培训形式多样,如各科室轮转、工作中培训、参加培训班或读书报告会等。各医院可根据实际情况选择适当的培训方式,或多种方式结合运用。

3. 在职培训　是护理人员不脱离工作岗位,边工作边学习的培训形式。也有的医院采用导师制,由高年资的护士向低年资的护士传送知识与技能,以及帮助低年资护士树立正确的价值观、建立和谐的人际关系、培养团队合作意识等。目前不少护士采用这种方法进行学历的提升。在职培训的优点是,比较省钱,护士边工作边学习,不需要较多的培训设施。

4. 脱产培训　是医院根据护理工作实际发展需要,选派护士集中时间离开工作岗位,去专门从事知识与技能学习的培训方式。优点是护理人员可以系统地学习相关理论,提高培训人员的素质和专业能力,有利于医院的长期发展。不足之处在于受医院财力、物力、人力的限制,参加脱产培训的人员数量有限。

5. 继续教育　是指继临床护士的规范化培训之后,以学习新理论、新知识、新技术和新方法为主的一种终生性护理学教育,学习方式包括学术会议、专题讲座、调研考察报告、护理疑难病例讨论会、技术操作示教、专题培训班等。通过继续教育可获得相应的学分。《继续护理学教育试行办法》指出,护理技术人员必须取得规定的最低学分,作为延续注册、聘任及晋升高一级专业技术职务的条件。

(三)护理人员培训的内容

培训内容可根据护理岗位、培训形式并结合护士个人发展需求制定,一般包括公共部分和专科部分。

1. 公共部分　由护理部统一组织安排,含理论和技能两部分。其中,理论部分包括相关规章制度、职业道德、护士礼仪、护理文书、护理相关法律法规等内容;技能部分包括各项基本护理技能和操作规则、院内感染的预防、急救技术等。

2. 专科部分　由各临床科室分别制定计划,各科护士长组织实施并逐项落实,包含专科理论和专科技能两部分。其中,专科理论包括熟悉科室环境、人员结构、工作职责、质量控制标准、本科室常见病和常见急症的主要临床表现、治疗原则;专科技能包括专科检查方法、特殊诊疗技术的临床应用及主要护理措施等。

 知识拓展

护士服务能力培训行动

在2022年国家卫生健康委制定的《全国护理事业发展规划(2021—2025年)》中指出,护理工作是卫生健康事业的重要组成部分,对全面推进健康中国建设、积极应对人口老龄化具有重要意义。"十四五"期间,建立以岗位需求为导向、以岗位胜任力为核心的护士培训制度。加强临床护士"三基三严"培训,坚持立足岗位、分类施策,切实提升护士临床护理服务能力。结合群众护理需求和护理学科发展,有针对性地开展老年、儿科、传染病等紧缺护理专业护士的培训,加强新入职护士和护理管理人员培训,切实提高护理服务能力和管理水平。

老年护理专业护士培训。按照《老年护理专业护士培训大纲(试行)》,加强对医疗机构特别是二级医院、护理院(站)、护理中心以及基层医疗机构中正在或准备从事老年护理工作的护士开展培训。预计到2025年,辖区内老年护理专业护士参加培训比例不低于90%。

其他紧缺护理专业护士培训。各地结合实际,重点对儿科护理、重症监护、传染病护理、康复护理、急诊急救等紧缺护理专业护士开展岗位培训,提升护理专科技术水平。预计到2025年,上述专业护士参加培训比例均不低于90%。

新入职护士培训。参照《新入职护士培训大纲(试行)》,加强对医疗机构新进入护理岗位工作的护士开展培训,提升独立、规范为患者提供护理服务的能力。预计到2025年,所有三级综合医院健全新入职护士培训机制,参加培训人员比例不低于95%。二级及以上医院结合实际开展新入职护士培训,参加培训人员比例不低于90%。

护理管理人员培训。加强从事护理管理工作的人员岗位培训,有针对性地分别对医疗机构护理管理人员、病区的护理管理人员开展岗位培训，提升护理理念和管理方法，适应现代医院管理要求。预计到2025年，辖区内护理管理参加培训比例不低于90%。

二、薪　酬

薪酬是指员工向其所在单位提供所需要的劳动而获得的各种形式的补偿，是单位支付给员工的劳动报酬。做好薪酬管理工作，可以将医院的利益和护士的利益联系起来，让所有薪酬工作政策都有依归。

（一）薪酬的分类

1. 货币性薪酬　包括直接货币薪酬、间接货币薪酬和其他的货币薪酬。直接货币薪酬是单位按照一定的标准以货币形式向员工支付的薪酬，包括工资、奖金、奖品、津贴等；间接货币薪酬不直接以货币形式发给员工，但可以给员工带来生活中的便利，包括养老保险、医疗保险、失业保险、工伤保险、住房公积金、餐饮等；其他货币性薪酬是除以上两种形式以外的薪酬，包括有薪假期、病事假等。

2. 非货币性薪酬　指无法用货币手段衡量，但会给员工带来心理愉悦效用的一些因素，包括工作、社会和其他方面。其中工作方面包括工作上的成就感、挑战感、责任感等的优越感觉；社会方面包括社会地位、个人成长、实现个人价值等；其他方面包括友谊关怀、舒适的工作环境、弹性工作时间等。

（二）薪酬的作用

薪酬在促进社会、经济发展过程中起到非常重要的作用，薪酬是平衡社会发展、促进社会和谐、实现社会文明的重要元素。薪酬的作用主要体现在以下几个方面：①薪酬具有维持和保障作用；②薪酬具有激励作用；③薪酬具有优化劳动力资源配置功能。

（三）基于绩效的薪酬

将员工的薪酬分为两大部分：基本工资和绩效工资。由职位或技能决定的基本工资按付酬周期按时发放，绩效工资则是按照每次的考核结果，对照预设的达标值按比例发放。同时，一些非强制性福利、培训、精神奖励、晋升等也与绩效考核紧密挂钩。绩效薪酬可以有效地衡量员工的有效付出，将个人回报和个人对组织的有效付出挂钩，强调个体劳动的能动性，这就需要护理人力资源管理部门制定一个完善的绩效评估体制，以保证绩效薪酬的有效实施。

三、绩 效 考 核

（一）绩效考核的概念

绩效考核是指人力资源管理部门根据员工的工作表现和个人优缺点，评价预期目标的执行完成情况，进而采取预防和矫正措施，促使员工改进工作的一种方法。护理人员绩效考核,是医院护理管理部门依据一定标准对护理人员的绩效进行检查、测量和评价的过程,是护理人力资源管理的核心环节。

目前,医院常用直接领导评价、同行互评、自我评价、服务评价和综合评价等形式对护理人员进行绩效考核,考核结果作为护理人员调整、培训、转岗、留聘等管理活动的依据。

（二）绩效考核的目的

1. 人事储备作用　绩效考核的结果,可作为护理人员留聘的依据,也可为医院护理人才储备提供资料,有效预测护理人员的发展趋势。

2. 人事决策作用　绩效考核的结果,可作为医院对护理人员使用、提拔、奖惩的依据。

3. 管理控制作用　绩效考核的结果,可作为管理部门制定护理人员培训、发展目标及标准的依据。

4. 激励作用　绩效考核的结果,有助于护理人员对自我工作成长的正确认知,促进自身素质的综合提升。

5. 教育和协调作用　绩效考核的结果,为护理人员提供了行动指南、发展方向,并建立了自我期望标准。

（三）绩效考核的基本原则

1. 考核标准化原则　是指考核的内容、方法、标准及间隔时间标准化,评价结果被考核人认可,定期听取被考核人的反馈意见,完善考核标准。

2. 标准客观化原则　绩效考核标准应依据具体岗位职责而定,如护士、护士长、护理部主任的岗位职责不同,评价标准也不同;绩效考核标准的制定,应具有可衡量性和可操作性。

3. 公开化原则　包括考核标准的公开化和考核结果的公开化。将考核标准公之于众,让所有被考核者知晓考核内容,理解工作期望和要求,明确努力方向;考核结果公开化,让被考核者了解自己的考核成绩,既是对工作成绩的肯定,又能认识到自己的不足,是绩效评价中不可缺少的环节。

4. 反馈原则　在绩效考核结果公开后,管理者与护理人员以面谈的形式进行沟通交流,必要时附书面报告。双方共同探讨目前的工作业绩,制定今后努力目标,提出具体改进措施,征求被考核者的意见和建议。

5. 评价激励原则　绩效评价的目的之一是激励护理人员更加努力工作,保持饱满的工作热情。对工作出色的护理人员应给予成就激励,以巩固和维持组织期望的业绩,对工作表现不符合组织要求的护理人员应给予适当的批评、教育或惩罚,帮助其找出差距,建立危机意识,促进工作改进。

（四）绩效考核的方法

1. 评价量表法　是目前最常用的方法,按照岗位要求及各类相关的行为表现作为考核项目,设计出不同的分数,对照被考核人的具体业绩进行判断并记录,是比较客观的方法。

2. 目标管理法　管理者与护理人员共同讨论制定工作绩效目标,定时按目标考核,是一种考核护理人员业绩的有效方法。

3. 关键事件法　将护理人员的成功或失败的工作成效、重大差错事故事实记录下来作为考核依据的方法。这就要求管理者随时记录被考核者具体事件和行为,尤其是突出与工作绩效直接相关的事件和行为。

4. 考试考查评分法　通过口试、笔试、操作等形式,考核护理人员的理论知识、业务技术操作水平,所得到的考核成绩可作为考核的资料。

5. 强迫选择比较法　要求按规定的登记比例对全体被评者绩效进行评定,如上级规定考核的比例标准为:优秀占 10%,良好占 20%,合格占 40%,不合格占 30%。

本章小结

　　本章学习重点是护理人力资源管理的目标、特点及原理,护理人员编设的原则。学习难点是护理人员编设的计算方法。在学习过程中,注意人力资源管理的职能及各职能间的关系。作为护理管理者,要学会运用编设计算法计算所需要的护理人员,并通过招聘、培训等,选聘符合岗位的护理人员,在工作过程中合理排班,运用绩效考核对人员的工作情况进行管理,将绩效考核的结果作为人员使用、晋升、奖惩的依据,充分调动其工作积极性,做到人尽其才、才尽其用。

（刘茹军　冯开梅）

 思考与练习

1. 护理人力资源管理的职能有哪些?

2. 护理人员编设的原则有哪些?

3. 对护理人员进行绩效考核,应按哪些原则进行?

4. 护理人员培训的目的有哪些?

5. 某医院有病床 1 000 张,按《编制原则》,急诊室最少应配备护理人员多少人? 假如你是该急诊室的护士长,你将如何对这些护士进行排班?

第五章 │ 领 导 工 作

05章 数字资源

学习目标

1. 具有关心人的需要、激励人、公平待人处事、善于沟通、协调冲突的意识和基本能力。
2. 掌握领导者影响力的内涵,激励理论的内容。
3. 熟悉领导理论,领导工作的原理和要求,沟通在护理管理中的应用,处理冲突的方法及协调的原则。
4. 了解领导、沟通、冲突和协调的概念。
5. 学会运用激励理论分析和解决护理管理工作中的实际问题。

领导工作(directing)是社会组织所共有的一种现象,是管理工作的一项重要职能,是联结计划、组织、人力资源管理及控制等各项管理职能的纽带,是实现组织目标的关键。领导工作的功效就是对组织中的全体成员辅以指导和领导,进行沟通联络,运用恰当的激励手段,对下级施加影响力,以统一组织成员的意志,保证组织目标的实现。

 工作情景与任务

导入情景:

护士小王,大学毕业后,分在普外科病房工作,她工作努力,爱岗敬业,责任心强,几年后医院护理部进行人员调整,被聘任为护士长。小王理论知识扎实,操作技术娴熟,平易近人,关心同事和患者,工作中不断创新,赢得了同行的认可,患者们的喜爱。普外科病房护理组连续几年荣获优秀护理团队称号,在她的领导和影响下普外科的护理团队整体素质得到了质的飞跃,带出了一支创新、团结、求实的护理队伍。

工作任务:

1. 分析小王是如何发挥领导者影响力的。

2. 分析小王是如何有效地开展护理领导工作的。

第一节 领导工作概述

一、领 导 概 述

（一）领导的概念

领导（leadership）是一种复杂的社会现象，其定义有多种，有不同解释，美国管理学家孔茨、奥唐奈和韦里奇给领导下的定义更具有代表性。他们认为，领导是一种影响力，是对人们施加影响的艺术或过程，使人们情愿地、热心地为实现组织或群体的目标而努力。这个定义有三个要点：一是揭示了领导的本质，即影响力；二是明确指出了领导是一个过程，是对人们施加影响的过程；三是指出了领导的目的，是为了实现组织或群体的目标。

领导是一个社会组织系统，该系统由领导者、被领导者、群体目标和客观环境四个要素组成。领导被理解为一个动态的过程，它是领导者、被领导者、环境相互作用和相互结合以实现群体目标的过程。

护理管理中的领导职能是将领导过程应用于护理工作中，是护理领导者对护理人员施加影响，使他们为实现护理目标、提高护理服务质量而努力的过程。

（二）领导者的概念

领导者是一种社会角色，特指领导活动的行为主体，即能实现领导过程的人。在领导工作中，领导者是领导行为的主体，而被领导者，则是领导者执行职能的对象，二者相互依存，相互影响。领导者通过带领、引导、鼓励影响被领导者；被领导者通过给领导者信息来修正自己的行为，实现领导职能。因此，领导是一种双向的动态过程。

（三）领导与管理

领导与管理的含义很接近，经常被视为等同，实际上二者既有共性，又有不同。两者共同点都是通过一定的方法，在组织内部通过影响他人的行为活动，实现组织目标的过程。不同的是，管理是由正式组织任命的有强制性权力的行为，包括对人的管理，也包括对财、物、信息的管理，强调的是通过计划、预算、合理利用各项资源和控制来实现组织目标；领导由正式组织任命，或者由群体内部自然产生，运用影响力、领导才能等，指导、帮助下属完成目标。主要是对人的领导，强调的是提供方向，影响和增强组织成员的凝聚力，激励与鼓舞人去实现组织目标。

二、领导者影响力

影响力是指一个人在与他人交往中，影响和改变他人心理与行为的能力。领导者的影响力就是指领导者在领导活动中影响和改变被领导者的心理和行为,使之符合组织意图的能力。领导者影响力主要来源于两个方面:职位权力和个人权力。

(一)领导者影响力的来源

1. 职位权力　是指职位本身所带来的权力。它主要表现为法定权力、奖赏权力和强制权力三个方面。

2. 个人权力　是指领导者个人特性或素质所产生的权力。主要表现为专家权力和参照权力两个方面。

(二)领导者影响力的分类

根据性质不同,领导者的影响力可以分为权力性影响力和非权力性影响力。与职位权力有关的影响力属于权力性影响力;与个人权力有关的影响力则属于非权力性影响力(图5-1)。

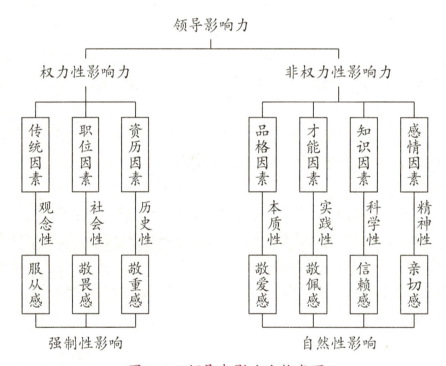

图5-1　领导者影响力构成图

1. 权力性影响力　权力性影响力就是强制性影响力,又称硬权力,是指领导者运用组织授予的权力影响下属行为的能力。权力性影响力具有法定性、强迫性和不可抗拒性,在其作用下,被影响者的心理和行为主要表现为被动、服从,是不稳定的,需要靠奖惩等附加条件起作用。因此,它对人的心理和行为的激励是有限的。权力性影响力由以下三种因素构成。

(1)职位因素:以法定权利为基础,与领导者在组织中的职位、地位有关。领导者的职位越高、权力越大,影响力就越强,这是领导者行使权力的有利条件。

(2)传统因素:是建立在人们对领导者传统认识基础上的历史观念,认为领导者有权、有才、不同于常人，从而产生对领导者的敬畏感和服从感，影响着每个人的思想，从而使领导者的言行增加了影响力。这种由传统观念所产生的影响力存在于领导者的言行之前，是传统附加给领导者的力量。

（3）资历因素：是指领导者的资格和经历。资历反映了领导者的个人生活阅历和工作经验，资历的深浅在一定程度上决定着领导者的影响力。人们往往对资历较深、阅历丰富、有经验的领导者会产生敬重感。

领导者一旦拥有了合法权力，就同时拥有了不同程度的权力性影响力，其中职位因素是首要因素；一旦失去职位，权力性影响力便随之消失。

2. 非权力性影响力　非权力性影响力是指自然性影响力，又称软权力，是指由领导者个人素质和现实行为所形成的自然性影响力。非权力性影响力对他人的影响不带有强制性，被影响者的心理和行为表现为主动地服从。因此，非权力性影响力比较稳定，对下属的态度和行为的影响起主导作用。非权力性影响力主要由以下四种因素构成。

（1）品格因素：包括道德、人格、品行、个性特征、工作生活、作风等方面。"榜样的力量是无穷的"。品德高尚的领导者会对下属产生较大的感召力和吸引力，使下属产生敬爱感，而且能引导和吸引下属模仿和认可。无论职位多高、资历多深的领导者，倘若在品格上出了问题，也会失去威信，失去影响力。护理管理者应加强自身品格方面的修养。

（2）能力因素：主要反映在工作成效和解决实际问题的能力方面。一个有能力的领导者会带领下属实现组织目标，使下属产生敬佩感，从而自觉接受领导者的影响。

（3）知识因素：丰富的知识、娴熟的技术使领导者更容易赢得下属的信任和支持。因此，提高业务知识是提升护理管理者影响力的有效途径。

（4）感情因素：是指人们对客观事物好恶倾向的心理反应。领导者和蔼可亲、平易近人，会拉近与下属的心理距离，使下属产生亲切感，增大相互之间的吸引力。反之，则会降低领导者的影响力。

在领导者的影响力中，非权力性影响力占主导地位，起决定性作用。领导者提高了非权力性影响力，其权力性影响力也会随之增强。因而提高领导者影响力的关键在于提高其非权力性影响力。

三、领导者的作用

在指挥、带领、引导和鼓励下属实现组织目标的过程中，领导者主要发挥以下四个方面的作用。

1. 指挥作用　在集体活动中，需要有头脑清晰、高瞻远瞩、运筹帷幄的领导者帮助人们认清自己所处的环境，指明活动的目标和实现目标的途径。领导者要善于听取他人的意见，集思广益，才能实现正确指挥。

2. 激励作用　领导者要使组织内部所有人都最大限度地发挥其才能，实现组织既定的目标，就必须关心下属，激励和鼓舞下属的士气，发掘、充实和加强人们积极进取的动力。

3. 协调作用　在组织实现其既定目标的过程中，人与人之间、部门与部门之间发生各种矛盾和冲突及在行动上出现偏离目标的情况是不可避免的。因此，领导者的任务之一就是协调各方面的关系和活动，保证各个方面都朝着既定的目标前进。

4. 沟通作用　没有人与人之间的沟通就不可能实行领导。领导者只有通过向员工传达感受、意见和决定才能对其施加影响；员工也只有通过沟通才能使领导者正确评估自己的领导活动，并使领导者关注员工的感受与问题。

四、领导工作的原理和要求

（一）领导工作的原理

1. 指明目标　让全体成员充分理解组织的目标和任务，就能使组织成员明确自己的职责，为实现组织目标作出自己的贡献；也可以更好地满足组织成员的个人需求。

2. 协调目标　只有个人目标与组织目标协调一致，人们的行为趋向统一，才能实现组织目标。

3. 命令一致　领导者在实现目标过程中下达的各种命令越一致，个人在执行命令中发生的矛盾就越小，更易于实现组织目标。

4. 直接管理　上级与下级的直接接触越多，所掌握的各种情况就会越准确，领导工作就更有效。

5. 沟通联络　通过上下级之间有效地沟通联络，领导者向全体成员施加个人影响力，促使目标得以实现。

6. 激励士气　上级越是能够了解下级的需求和愿望并给予合理满足，就越能够调动下级的积极性，使之能为实现组织目标自觉地作出贡献。

（二）领导工作的要求

领导工作的要求总的来说就是要创造一种良好的工作环境。为此，领导者应做到以下三个方面。

1. 畅通组织内外沟通渠道　有效地沟通可以使组织活动协调统一。一方面，有效地沟通可以把组织中的各项管理工作聚合成一个整体；另一方面，领导者通过信息交流可以了解组织外部环境。因此，为下属创造一个良好的工作交流与沟通的社会环境是领导者的基本职责。

2. 正确运用各种激励方法　领导工作就是引导个体和群体的行为，努力实现组织目标的过程。领导者只有恰当地运用各种激励理论和方法，使下属对激励因素产生兴趣，才能发挥最好的作用。

3. 不断完善领导作风和方法　良好的领导作风和方法,能够鼓舞下属的士气。而领导作风和方法往往又和领导者所采取的激励措施密切相关。只有不断改进和完善领导作风和方法,领导工作才有效。

第二节　领　导　理　论

关于领导理论的研究始于 20 世纪 40 年代,不同学者从领导者的特征入手,对领导的行为和环境因素等方面做了大量的研究,形成了各自的观点。其中,比较有代表性的是:领导方式理论、管理方格理论和领导生命周期理论等。

一、领导方式理论

领导方式是领导者在活动中表现出来的比较稳定的和经常使用的行为方式和方法的总和,又称为领导者工作作风,能表现出领导者的个性。关于领导方式的研究最早始于德国心理学家卢因,根据权利定位主体,将领导方式分为三种类型。

1. 专权型　权利掌握在领导者个人手中,一切由领导者决定,下属只能执行,而且由领导者监督执行情况。适用于紧急情况及缺乏决策能力的组织。

2. 民主型　权利定位于组织,其员工在很大程度上能参与决策,通过集体讨论,在一定范围内可以自己决定工作内容和工作方法。适用于知识、技能比较成熟,能参与决策的组织。

3. 放任型　权利定位于每位员工,领导者把任务布置给员工,既不监督执行,也不检查完成情况,而是放任自流。适用于知识、技能成熟,能制定决策和自我控制的少数专业人员。

选择何种领导方式应因人、因事、因地、因时而异。卢因认为,只要应用恰当,三种领导方式都可以取得良好的工作效果。在实际工作中,单纯使用一种领导方式并不多见,多数领导方式为混合型。

二、管理方格理论

管理方格理论是研究企业的领导方式及其有效性的理论,是由美国得克萨斯州立大学的行为科学家罗伯特·布莱克和简·莫顿提出的。在管理方格图中(图 5-2),横坐标表示领导者对工作的关心程度,纵坐标表示领导者对人的关心程度。评价领导者的工作时,按其两方面的行为,在图上找出交叉点,这个交叉点就是领导方式类型。图中列举了五种典型的领导方式。

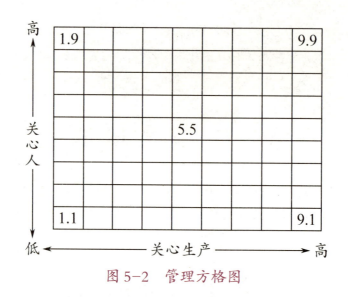

图5-2　管理方格图

（一）1.1型－贫乏型

这类领导者对人、对工作都不关心，只是以最小的努力来完成必须做的工作及维持人际关系。

（二）9.1型－权威型

这类领导者只关心工作效率，而不关心人，不能有效地调动下属的工作积极性。

（三）1.9型－俱乐部型

这类领导者对人高度关心，努力为员工创造良好的工作氛围，但不关心生产，认为只要员工心情舒畅，自然能提高工作效率。

（四）5.5型－中庸型

这类领导者对工作、对人都有适度的关心，仅仅维持一定的工作效率和积极性。

（五）9.9型－团队型

这类领导者对工作、对人都高度关心，上下级之间关系协调，员工工作积极性高，能够更好地完成工作任务，这是一种最理想的领导方式。

作为一个领导者，既要发扬民主，又要善于集中；既要关心组织任务的完成，又要关心职工的正当利益。

三、领导生命周期理论

领导生命周期理论是由管理学家赫尔塞和布兰查德提出的，该理论认为领导者的风格应与下属的成熟度相适应。

成熟度是指个体完成某一具体任务的能力和意愿，包括工作成熟度和心理成熟度。工作成熟度是指一个人从事工作所具备的知识和技术水平；心理成熟度是指一个人从事工作的动机和意愿。根据下属的成熟程度不同，领导生命周期理论确定了以下四种领导方式。

1. 高工作、低关系 又称命令式。领导者对不成熟的下属采取指令性工作,明确规定工作目标和工作规程。如护士长对刚毕业的护士。

2. 高工作、高关系 又称说服式。领导者初步成熟的下属给予说明、指导和检查,通过解释、说服,获得下属的认可和支持。如护士长对从事工作年限较短的护士。

3. 低工作、高关系 又称参与式。对于比较成熟的下属,领导者要鼓励其参与决策,并适当授权,对下属的工作尽量不做具体指导。如护士长对工作经验丰富的护师。

4. 低工作、低关系 又称授权式。领导者对成熟的下属,采取高度信任、充分授权,极少提供指导和支持。如护士长对主管护师以上的人员。

领导生命周期理论告诉我们,在实际工作中,领导者只有不断地评估下属的工作和心理成熟度,才能确定领导方式。领导者应当是先观察、后领导。

第三节 激 励

一、激 励 概 述

1. 激励的概念 从词义上看,激励就是激发、鼓励的意思。从心理学角度讲,激励是指激发人动机的心理过程。管理学中的激励(motivation),是指运用各种方法,激发员工的动机,调动员工的工作积极性和创造性,努力实现组织目标的过程。

2. 激励的作用 一个人能力的发挥,在很大程度上取决于激励。哈佛大学维廉·詹姆士通过对员工激励的研究发现,在按时计酬制度下,一个人要是没有受到激励,仅能发挥其能力的 20%~30%;如果受到有效的、充分的激励,就能发挥其能力的 80%~90%。用公式表示就是:

$$工作绩效 = f \cdot (能力 \times 激励)$$

这一公式表明,在能力不变的情况下,工作绩效的大小,取决于激励程度的高低。激励程度不断提高,就会提高工作绩效;反之,则会降低工作绩效。

激励是调动人的积极性的重要方法,是提升人的价值的有效措施,是增强组织凝聚力的根本途径。

二、激 励 理 论

根据研究的侧重点不同,激励理论可分为内容型激励理论、行为改造型激励理论和过程型激励理论。

(一)内容型激励理论

内容型激励理论着重研究人的需要内容和结构,及其如何推动人们的行为。主要包括需要层次理论、双因素理论、成就需要理论。

1. 需要层次理论　需要层次理论是由美国社会心理学家亚伯拉罕·马斯洛提出来的,因而也称为马斯洛需要层次理论。马斯洛把人的各种需要归纳为生理需要、安全需要、社交及归属需要、尊重需要、自我实现需要五大基本需要。

人类的需要具有多样性、层次性、潜在性和可变性等特征。

需要层次理论有两个基本出发点:人是有需要的,未被满足的需要对人产生激励;当某种需要被满足后,会产生高一层次的需要。

需要层次理论是激励理论的基础。对护理管理者的基本启示是:①认真分析护士的需要,护士的需要具有复杂性和动态性特征;②采用多种方式满足护士的需要,激励的方式通常有物质激励和精神激励两类;③满足护士的需要时,注重需要的层次性、潜在性。

2. 双因素理论　双因素理论是激励—保健理论的简称,是由美国心理学家弗德里克·赫兹伯格提出来的。赫兹伯格提出,影响人们行为的因素主要有两类:保健因素和激励因素。激励过程可以解释为一个从不满意到没有不满意的连续性过程,也是一个从没有满意到满意的连续性过程。

(1)保健因素:也叫维持因素。是指与人们不满情绪有关的因素,是外在因素,属于工作环境或工作关系方面的,如组织的政策、管理和监督、人际关系、工作条件、工资等。若保健因素处理不好,就会引发对工作不满情绪的产生;若处理得好,就可以预防或消除这种不满。这类因素并不能对员工起激励作用,只能起到保持人的积极性,维持工作现状的作用。良好的保健因素能为员工提供稳定的工作环境,管理者要想在一个保健因素很差的组织内通过激励因素去调动员工的工作热情是很困难的。

(2)激励因素:是指与人们的满意情绪有关的因素,是能够促使人们产生工作满意感的一类因素,是内在因素,属于工作本身或工作内容方面的。主要包括:工作表现机会和工作带来的愉快,工作上的成就感,良好的工作成绩而得到的奖励,对未来发展的期望,职务上的责任感等。若激励因素处理得好,能够使人们产生满意情绪;若处理不当,就不能产生满意感,导致不满。激励因素能使员工内心发生变化和满足,因此能激发员工的工作积极性。

双因素理论对护理管理者的基本启示是:①提供充分的保健因素,以消除不满,但不能明显提高工作的积极性,如建立和谐的上下级关系、公平的分配制度以及良好的工作环境等;②提供充分的激励因素是激发积极性的有效途径,如整体护理的工作设计,同时,对于成绩突出者给予表扬、奖励、提升或晋升的机会,以不断激发员工的工作热情,提高工作效率;③注意化保健因素为激励因素,保健因素和激励因素不是绝对的,是可以转化的,要注意发挥两种因素的激励作用。

因此,要调动人的积极性,不仅要注意物质利益和工作条件等外部因素,还要注意工作的安排、工作表现机会、工作成就感、未来发展期望等,注意对人进行精神鼓励,给予肯定和认可,注意给人以成长、发展、晋升的机会。

3. 成就需要理论　成就需要理论也称激励需要理论,是美国心理学家戴维·麦克利兰(David C. McClelland)集中研究了人在生理和安全需要得到满足后的需要状况,特别对人的成就需要进行了大量的研究,从而提出了一种新的内容型激励理论——成就需要激励理论。麦克利兰认为,个体在工作情境中有三种重要的动机或需要。

（1）成就需要:追求卓越、追求成功的需要。

（2）权力需要:影响或控制他人,且不受他人控制的需要。

（3）亲和需要:寻求与别人建立友好亲密关系的需要。

成就需要理论对护理管理者的基本启示是:护理管理中,管理者可根据每名护士不同的需要,为他们创造一个适宜的组织氛围和工作环境,激发他们的工作热情。如对于成就需要比较强的护士,管理者应让其承担具有一定挑战性的工作,发挥其最大的潜能,满足个人成就感。

（二）行为改造型激励理论

行为改造型激励理论认为,激励的目的就是为了不断改进和修正自己的行为。这类理论主要研究如何通过外界刺激对人的行为进行影响和控制,主要包括强化理论和归因理论。

1. 强化理论　是由美国心理学家斯金纳(B.F.Skinner)提出的操作条件反射理论的核心。该理论认为,人们为了达到某种目的,都会采取一定的行为,这种行为将作用于环境。当行为的结果对他有利时,这种行为就会重复出现;当行为的结果对他不利时,这种行为就会减弱或消失。根据强化的性质和目的不同,强化分为正强化、负强化、惩罚和消退四种形式。

（1）正强化:又叫积极强化。是对某种行为给予肯定和奖励,使这个行为得到巩固、保持和加强的过程。

（2）负强化:又叫消极强化。是对一个特定的强化能够防止产生个人所不希望的刺激。如职工努力工作是为了不受管理者的批评,逃避不希望得到的刺激结果。

（3）惩罚:是对某一坏行为给否定和不良刺激,使之不断减弱或消退,是行为导致不良刺激出现的过程。如对于服务态度差而引起投诉的护士给予批评和教育,从而杜绝护士服务态度差的现象。

（4）消退:是指在某一行为出现后,不给予任何形式的反馈,久而久之这种行为被判定无价值而导致此行为出现的频率降低。如对于经常向护士长打小报告,背后说人坏话的护士,护士长可以先不给予任何反馈,等待其行为消退,若不奏效,可以适当地应用惩罚的措施。

强化理论对护理管理者的基本启示是:①要让护士明白怎样做才会得到奖励;②分阶段设立目标,及时给予强化;③尽量使用正强化;④强化应基于每个护士的工作绩效,要公正;⑤巧妙运用负强化及惩罚。

2. 归因理论　归因是指观察者为了预测和评价人们的行为并对环境和行为加以控

制,而对他人或自己的行为过程所进行的因果解释和推论。归因理论认为,人的行为的发生或多或少与自身内部原因和外界环境因素有关。美国心理学家韦纳(Weiner)将成功与失败归因为4种可能性:能力(稳定的内部因素);努力(不稳定的内部因素);任务的难度(稳定的外部因素);机遇(不稳定的外部因素)。

不同的人对成功和失败有不同的归因,并导致不同情绪反应和行为表现。

归因理论对护理管理者的基本启示是:①了解与分析护理人员对行为的不同归因,掌握其态度与行为方向;②引导护理人员将成功归因于个人的能力和自己的努力,增强她们的自信;③改变护理人员对失败的消极归因,调动下属的主观能动性。

(三)过程型激励理论

过程型激励理论研究的是从动机产生到采取行动,满足需要的内在心理和行为过程。最具代表性的是期望理论和公平理论。

1. 期望理论　期望理论是由美国著名的心理学家和行为科学家维克多·弗隆姆(Victor H. Vroom)首先提出来的。他认为,预测一个人想做什么和他投入多大的努力去做,取决于三个变量:①期望值,指个体对自己行为和努力能否达到特定结果的主观概率;②关联性,是个体对于良好表现将得到相应回报的信念,即工作成绩与报酬的关系;③效价,指奖励对个人的吸引程度,即个人在主观上对奖励价值大小的判断。

激励水平的高低可用以下公式表示:

$$激励水平(M)=期望值(E)×关联性(I)×效价(V)$$

期望理论对护理管理者的基本启示是:①管理者不要泛泛地抓各种激励措施,而应当抓多数成员认为效价最大的激励措施;②设置激励目标时应尽可能加大其效价的综合值;③重视下属的个人效价,护士对报酬有不同的价值观,有人重视金钱、物质方面的奖励,有人更重视领导的赞扬和组织的认可;④管理者应让护士清楚组织期望的行为,并且了解组织评价标准,以便使护士自主地调整个人的目标,向组织目标靠拢。

2. 公平理论　公平理论是由美国心理学家亚当斯(Adams)最先提出来的,着重研究工资报酬分配的合理性、公平性对员工积极性的影响。该理论认为:当一个人做出了成绩并取得了报酬以后,他不仅关心自己所得报酬的绝对值,而且关心自己所得报酬的相对值。因此,要进行种种比较来确定自己所获得的报酬是否合理,比较的结果将直接影响今后工作的积极性。如果得到了公平待遇,就会心情舒畅,保持旺盛的工作热情。反之,就会产生心理压力而影响工作情绪,即公平是激励的动力。

公平理论对护理管理者的基本启示是:①影响激励效果的不仅有报酬的绝对值,还有报酬的相对值;②激励时应力求客观上公平,尽管主观判断上有差异,也不致造成严重的不公平感;③激励过程要注意对被激励者公平心理的引导,使其树立正确的公平观——认识到绝对公平是不存在的,公平不是平均主义,不要盲目或无理攀比,不要按酬付劳;④管理者应当注意实际工作绩效与报酬之间的合理性;⑤在"按劳分配"的基础上,培养护士的奉献精神。

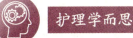

护士小杨和小李同一所学校毕业后,一起到某医院神经内科工作。王护士长认为,两人承担的工作量基本相同,给科室创造的效益也基本相同,因此给她们发的奖金也相同。但护士小李擅长唱歌跳舞,经常参加医院各种活动。小李认为,虽然自己没有为科室创造更多的效益,但是为科室牺牲了很多休息时间,觉得分配不公平。

请思考:

1. 若你是护士长,如何帮助小李树立正确的公平观?

2. 该运用何种激励理论合理进行分配?

三、激 励 艺 术

激励艺术是指领导者在率领团队实现组织目标时给予团队成员的巨大动力,这一动力能够极大地鼓舞团队成员的工作热情和创造精神,加速组织目标更好地实现。

(一)了解员工的真实需要

需要是激励的起点,也是提供人们积极性的原动力。领导者在实施激励时,应将切入点放在人们的合理需要和优势需要上,大多数员工具有以下几点心理需求:

1. 追求相对公平的心理 领导者应当尊重员工的人格,平等待人、公平处事。

2. 希望得到承认的心理 领导者应当对于员工取得的成绩及时给予表扬,对于出现的困难,则要积极创造条件给予解决。

3. 获得理解和信任的心理 领导者要运用各种方式,向员工传递"充分信任"的信号,满足员工的需要。

4. 参与领导过程的心理 领导者在制定政策或执行、检查、总结工作的过程中,要鼓励员工积极参与,采纳他们的意见。

(二)把握激励的最佳时机

人的情绪具有积极性和消极性,积极情绪可以使人精神振奋,热爱工作;而消极情绪则使人精神萎靡、厌倦工作。领导者应积极引导员工向积极情绪转化,保持良好的工作热情。

1. 当员工较低层次的需要得到某种程度的满足时,应鼓励员工向更高的层次迈进。

2. 当员工对某种工作需要有强烈的愿望时,应及时为其创造工作条件。

3. 当员工处于困境时,应及时表示关心和理解,帮其排忧解难。

4. 当员工对自己的过错有悔意时,应抓住时机进行强化激励。

(三)防止激励的效应弱化

1. 加强激励的科学性 领导者在激励过程中所运用的手段和方法要为员工所认可。

2. 加强激励的针对性 领导者要了解员工的真实需求,有针对性地实施激励,才能调动员工的积极性。

3. 加强激励的导向性　激励的过程就是行为导向的过程。领导者在实施激励时,应体现奖优罚劣、按劳分配的原则。

4. 加强激励的严肃性　领导者对员工的激励,代表着组织对其工作的肯定和认可,不能当作儿戏,这样才会使员工认识自己的价值,增强自信心。

 知识拓展

不同激励方式在护理工作的应用技巧

1. 信任激励　护理管理者与护士之间的相互理解和信任是一种强大的精神力量,它有利于组织与人之间的和谐相处、有利于护理团队精神和凝聚力的形成。

2. 目标激励　护理管理者制定切实可行的科室目标,根据科室每位护士的具体能力制定了个人目标并组织实施。在带领全体护理人员努力实现目标的过程中,激发护理人员的热情,提高护理服务的积极性和主动性。

3. 表率激励　护理管理者以自身的品德、才能、知识和情感等非权力的影响力,潜移默化地在护理队伍中形成向心力、凝聚力,发挥其群体作用。

4. 情感激励　护理管理者必须深入了解和关心护士的变化,掌握护士的内心动态、生活困难及个人需要。在力所能及的情况下,为护士解决工作、学习、生活、晋升、心理等问题,营造一种相互信任、相互关心、相互体谅、相互支持、互敬互爱的组织氛围。

5. 行为激励　榜样的力量是无穷的,护理管理者应善于发现思想品德高尚、业务素质好、技术水平高、责任心强、爱岗敬业的先进护士,及时对她们的工作给予肯定和表扬,树立为榜样,以榜样的力量激励护士的行为。

第四节　组织沟通

沟通对于组织的重要性,如同血液循环对人体的重要性。有效地沟通能提高人们对工作的满意度,有助于建立和改善人际关系;有效地沟通有利于护理管理者作出正确的决策,良好的沟通也可使护理管理者及时掌握组织成员的各种情况和外部信息。在护理工作中,每日有大量的沟通活动,如护理交班、护理查房、护理人员会议、护患交流等。一项研究表明,管理者每天要花80%的时间进行沟通。

一、沟 通 概 述

(一)沟通的概念

沟通(communication)是指可理解的信息在两个或两个以上人群中传递或交换的过

程。沟通的关键在于使沟通双方能够在适当的时候,将适当的信息,用适当的方法,传递给适当的人,从而形成一个健全、迅速和有效的信息传递系统。有效沟通是指传递和交流信息的可靠性和准确性高,其特征是及时、全面和准确。

（二）沟通的过程

任何沟通都是发送者将信息传递给接收者的过程。尽管发送信息的内容多种多样,沟通过程都可以通过以下过程予以说明。

1. 信息源　指发出信息的人。

2. 编码　发送者以文字、语言、手势等符号的形式对信息进行加工。

3. 传递　通过某种沟通渠道将信息传递给接收者。

4. 解码　接收者对接收的信息进行解码,转变为可以理解的信息。

5. 反馈　接收者将其理解的信息再返送回发送者,通过核实,了解沟通是否准确有效。

二、沟通的分类

（一）按沟通的媒介分类

沟通可分为语言沟通和非语言沟通两大类。

1. 语言沟通　包括书面沟通和口头沟通两种形式。

（1）书面沟通:书面沟通是以文字的形式进行信息传递,主要包括文件、报告、信件、书面合同等。其优点是具有清晰性和准确性,不容易在传递过程中被歪曲,可以永久保留,沟通成本也比较低,但不能及时得到接收信息者的反馈。

（2）口头沟通:口头沟通是通过口头语言进行信息交流,它是日常生活中最常采用的沟通形式。主要包括:口头汇报、讨论、会谈、演讲、电话联系等。其优点是信息发送者能立即得到反馈,确定沟通是否成功,缺点是有时缺乏书面沟通的准确性和清晰性,效率较低。

2. 非语言沟通　是通过手势、动作、姿势、表情、音调、距离等传递信息的过程。在沟通中,信息的内容部分往往通过语言来表达,而非语言则作为提供解释内容的框架,来表达信息的相关部分。因此,非语言沟通常被错误地认为是辅助性或支持性角色。但是研究结果表明,人们的沟通至少有 2/3 属于非语言沟通,非语言沟通往往能反映出人的真实思想感情。

（二）按沟通的渠道分类

沟通可分为正式沟通与非正式沟通。

1. 正式沟通　是通过组织正式的渠道进行信息的传递和交流。如组织内部的文件传达、召开会议等。其优点是约束力强、易于保密、效果较好,缺点是速度较慢、不够灵活。

2. 非正式沟通　是在正式沟通渠道之外进行的信息传递或交流。如会下交换意见,晨晚间护理时与病人进行沟通等。其优点是内容广泛、方式灵活、沟通方便，缺点是缺乏真实性和可靠性。正式沟通提供信息的"骨头"，而非正式沟通则提供"血"和"肉"。现代管理非常重视非正式沟通。

（三）按沟通的方向分类

沟通可分为垂直沟通、平行沟通和斜向沟通。

1. 垂直沟通　是指团体或组织在高、中、低各机构层次之间进行的沟通，可以分为上行沟通和下行沟通。上行沟通是指由下属向上级进行的信息流通，下行沟通是指信息由团体或组织中具有较高权威的层级流向权威较低的层级的沟通过程。

2. 平行沟通　是组织管理系统中各平行部门或人员之间的信息传递，也称横向沟通。平行沟通通常具有业务协调性质。它的优点是能够加强各部门之间的了解和协调，减少冲突、扯皮，增强团结，克服本位主义，加快信息的流通，提高办事效率。

3. 斜向沟通　是一种特殊形式的沟通。指群体内部不属于同一组织层次的单位和个人之间的沟通，以及不同群体的非同一组织层次之间的沟通。如病房护士长与护理学院教师之间的沟通。

三、有效沟通策略

1. 沟通方式恰当　面对不同的沟通对象，应采取不同的沟通方式，这样才能提高沟通效率。

2. 运用反馈手段　反馈是信息沟通的逆过程，通过发出信息、编码、传递信息、解码和再反馈，形成了信息的双向沟通，保证了信息传递的准确性。

3. 避免一味说教　沟通是人与人之间心灵的交流。发送者在全面传递信息时，很难对接收者的反馈做出反应，其越专注于自己要表达的意思，就越是会忽略接收者的情绪反应，引起接收者的反感。

4. 考虑接收者的观点和立场　有效的沟通者必须具有"同理性"，能够感同身受，换位思考，站在接收者的立场，以接收者的观点和视野来考虑问题。

四、沟通在护理管理中的应用

沟通是建立人际关系的重要手段，有效沟通对于完成各项护理工作，提高护理工作质量与管理效率，减少医疗纠纷等都有非常重要的作用。

（一）谈话

领导者近距离与人谈话，远比文件、命令、通知的效果要好，明智的领导者十分注重与人交谈。谈话其本质既是人际交往，又是信息交流，具有很强的感情色彩。要实施有效地谈话，需要做好以下几点：

1. 做好谈话计划 首先要确立谈话的主题,其次是时间和地点的安排,再次是发出合适的邀请,最后是充分了解被邀谈话者的性格、气质、态度、经历、文化及对这次谈话的可能反应等。

2. 善于激发下属的谈话愿望 领导者需注意态度、方式、语调等,并开诚布公,使下属愿意谈出自己的内心愿望。

3. 善于启发下属讲真情实话 真诚地、及时地、慷慨地赞美下属;讲究策略,顾全面子,间接批评下属;面对分歧,正确地对待,巧妙地拒绝,勇敢地道歉,力争双方满意。

4. 善于抓住重要问题 掌握发问技巧,为发问创造良好的气氛,建立彼此间的融洽关系;要多提开放性的问题,尽量避免诱导性的问题;将谈话集中在主要内容及急于解决的问题上。

5. 善于运用有效倾听的技巧 沟通时不应只考虑"讲",还要讲究"听",并且设身处地去倾听。倾听时注意力要集中,站在说话人的角度理解信息。做到专注、移情、接受和对完整性负责。

(二)训导

训导是指管理者为了强化组织规章,规范员工的行为所进行的活动。有效训导要注意以下问题。

1. 以平等、客观、严肃的态度面对员工。

2. 具体指明问题所在。

3. 批评应对事不对人。

4. 允许员工发表自己对问题的看法和理解。

5. 保持对讨论的控制。

6. 对今后如何防范错误达成共识。

7. 对于反复出现的错误,应逐步加重处罚。

(三)会议

会议的主要目的是交流信息、给予指导、解决问题、做出决策。要使会议达到预期的效果,应把握以下几个环节:

1. 做好会议的计划工作 明确会议的必要性,确定会议议题,安排会议议程,确定会议成员,安排会议时间与地点,准备会议资料,合理安排与会人员的食、住、行、医等。

2. 做好会议的主持 主持会议的要领包括两个方面:一是处理好议题,即会议的主题、中心;二是组织好会议,达到会议目标。具体地说要把握四个要点:紧扣议题、激发思维、引导合作、遵守时间。

3. 做好会议的组织协调 会议的组织协调要遵循明确的目的性,及时的应变性,果断的决策性,适当的灵活性。

4. 做好会议总结与会后工作 会后要整理会议记录,报道会议消息,宣传会议精神,对会议的执行情况进行监督与检查。

（四）护理查房

护理查房是临床护理工作中为了提高护理质量及临床教学水平而采取的一种常见的管理方式。

1. 目的　护理查房的目的是及时发现护理过程中的问题；促进病人及家属参与护理工作，改善护患关系；提高护理人员沟通交流的技巧和能力；促进护理人员学习护理理论，交流学习经验，提高业务技术水平；统一护理人员的认识，共同参与护理计划的制定、修改、实施，促进同级合作。

2. 程序和方法　查房前应制定计划，明确查房的目的、时间、地点、参加人、主讲人、记录人员、查房程序及必要的准备。选择合适的患者，并取得患者的同意和配合，必要时请家属参加。主讲人应做好充分准备，并向参加者推荐有关资料，了解疾病的相关知识。主讲人进行护理报告时，要引导讨论方向，调动参加人员积极参与讨论，做出总结与评价。

3. 注意事项　查房应以患者为中心，但要避免在床前对患者进行过多的评论和过分的检查；需要回避患者的内容，应选择合适的地点进行；参加人员不宜过多；床边查房时间不宜过长；护理查房记录应予以保存。

 知识拓展

人文关怀在医患沟通中的意义

世界卫生组织著名顾问格兰教授认为"沟通是治疗的第一步，也是关键的一步，不仅对心理、精神科的医生，所有的大夫都应该在沟通上下功夫，如果信息渠道不畅，信息获取残缺，就会出现中国古人讲的盲人摸象，进而发展为南辕北辙"。

人文关怀在构建和谐的医患关系中的意义：

1. 对促进患者的健康起到积极的推动作用。

2. 可以调动医务人员的工作热情。

3. 可以促进医患关系和谐。

在现代医学中，治疗不仅涵盖了技术治疗，还包括关怀、帮助和安慰。要使医患关系能朝着良好的趋势发展，需要医患双方加强人文素养，人文关怀更是必不可少。这就要求医务人员要有良好的社会责任感，引导患者积极配合治疗。医患双方在人文关怀的基础上以沟通和理解代替责备，才能彻底的化解医患矛盾。

第五节　冲突与协调

冲突是管理活动中普遍存在的现象，如何正确看待、处理冲突，是护理工作者经常面临的问题。因此，探讨产生冲突的根源，寻找处理冲突的方法，提高组织的管理效能，是管理工作的重要内容。

一、冲 突 概 述

（一）冲突的概念

冲突（conflict）是由于某种差异引起的对立双方在资源匮乏时出现阻挠行为，并被感觉到的矛盾。人与人之间由于利益、观点、掌握的信息或对事件的不同理解存在差异，就可能引起冲突。冲突这一概念包括三层含义：①必须有对立的两个方面，缺一不可；②对立双方为取得有限的资源而发生阻挠行为；③只有当矛盾被感觉时，才构成真正的冲突。

（二）冲突观念的变迁

人们对冲突在组织中作用的认识有一个逐步发展变化的过程。有下列三种基本观点。

1. 传统观念　认为所有的冲突都是有害的，具有破坏性，应当采取各种方法尽量避免。

2. 人际关系观念　认为冲突是与生俱来的。由于冲突不可能彻底消除，有时它还会对组织的工作绩效有益，组织应当接纳冲突，使之合理化。

3. 相互作用观点　认为融洽、和谐、安宁、合作的组织容易对变革的需要表现出静止、冷漠和迟钝。因此，该观点鼓励管理者维持一种冲突的最低水平，这能够使组织保持旺盛的生命力，善于自我批评和不断创新。

（三）冲突的分类

1. 根据内容可将冲突分为目标冲突、认知冲突、感情冲突和程序冲突。

（1）目标冲突：是指个人或群体同时要达到两个相反的目标，由于两个目标是背道而驰的，不可能同时达到而引起的冲突。

（2）认知冲突：就是当个体意识到个人认知结构与环境或是个人认知结构内部不同成分之间的不一致所形成的状态。

（3）感情冲突：又称情感冲突，是指由于人们之间存在情绪与情感上的差异，并成为行为的动因时所造成的冲突。如员工在情感或情绪上无法与他人或组织相一致时产生的冲突。

（4）程序冲突：是指两个或两个以上的群体或个人在进行某项工作时，在工作途径或程序出现冲突。

2. 根据影响可将冲突分为建设性冲突和破坏性冲突。

（1）建设性冲突：是指冲突双方目标一致，由于手段、途径或认识不同而产生的冲突，这种冲突对实现组织目标有积极作用。

（2）破坏性冲突：是由于双方目标不同而造成的冲突，这类冲突对实现组织目标具有消极或破坏性作用。

3. 根据范围可将冲突分为人际冲突、群体冲突和组织间冲突。

（1）人际冲突：指个人与个人之间发生的冲突，即由于个人之间生活背景、教育、年龄、文化、价值观、态度和行为方式的差异，或者双方潜在利益的对立，而导致的一种对抗性相互交往方式。如护理工作中的护患冲突。

（2）群体冲突：指两个或两个以上的群体之间的冲突。多是由于有限资源的争夺，价值观和利益的不一致，所承担角色的不同，群体的需要没有获得正当的满足，以及职责规定不清等所引起的冲突。

（3）组织间冲突：指两个或两个以上的组织之间的冲突。为了生存和发展，任何组织必须与其他组织之间进行物质、能量、信息的交流。在交流过程中，由于目标、利益的不一致而发生各种各样的冲突。如各个医院之间由于竞争而造成的冲突。

（四）冲突的过程

冲突的过程分为五个阶段。

1. 潜在的对立或不一致　这是产生冲突过程的第一步，这种潜在的对立并不一定导致冲突的发生，但却是冲突发生的必要条件和引起冲突的原因。

2. 认知和个性化　在这个阶段双方对相互的不一致有了情感上的投入，潜在的对立显现出来。

3. 行为意向　行为意向介于一个人的认知、情感和外显行为之间，指的是双方有了从事某种特定行为的决策。

4. 行为　行为阶段包括冲突双方进行的说明、活动和态度。冲突行为是公开地试图实现冲突双方各自的愿望。冲突行为的强度是连续的，它从轻度的意见分歧，到公开质问，到武断的言语攻击，到威胁和最后通牒，再到挑衅性身体攻击，最后摧毁双方的共同努力。

5. 结果　冲突的结果有两个，一是组织功能正常，提高了组织的工作绩效；二是组织功能失调，降低了组织的工作绩效。

二、处理冲突的方法

冲突是由于双方的观点、需要和利益不一致而导致的，不仅影响个人情绪，还会影响组织的正常运转。管理者在处理冲突时，必须以效果为依据，讲究方式和方法，对于具体问题应具体分析，不可无条件地照搬照套。

（一）两维方式解决冲突

处理冲突应从两方面因素进行考虑权衡，即两维处理法。一方面是合作性，是指冲突发生后一方愿意满足对方需要的程度；另一方面是坚持性，是指冲突发生后某一方坚持满足自己需要的程度。在考虑合作性和坚持性因素的基础上，可产生以下五种处理双方冲突的方式。

1. 强制　冲突一方一切以满足自身利益为出发点，不考虑给对方造成的任何后果和影响，甚至不惜损人利己。特征：冲突一方以牺牲他人的目标为代价而达到自己的目标，证实自己是正确的,他人是错误的,只顾胜负,不顾后果。

2. 合作   冲突各方都愿意在满足对方利益的共同前提下,通过协商寻求对双方都有利的解决方案。此时双方都着眼于通过采取对双方都有利的方法解决问题。特征:相互尊重与信任,团队冲突得到完全消除。

3. 回避   在冲突发生时,采取漠不关心的态度或回避双方争执、对抗行为称之为回避。这种方法只能维持暂时的平衡,不能从根本上解决问题,只能是权宜之计,并非长久之计。特征:既不合作也不武断,双方都意识到冲突的存在,但都希望回避,不发生正面对抗,试图忽略冲突,团队冲突被掩盖。

4. 迁就   在冲突发生时,冲突一方将维持双方合作关系放在第一位,做出一定程度的自我牺牲,将满足对方需要放在高于自己利益的位置上,以保持和谐关系。特征:高度合作、不武断,把对方的利益放在自己的利益之上,一方愿意作出自我牺牲,尽管自己不同意,但还是支持他人的意见,这是一种彼此同意,但并不是彼此信任的行为。

5. 妥协   冲突各方都必须以放弃部分利益为前提,在一定程度上满足对方的部分需要,以便在一定程度上满足双方的部分需要,从而形成折中。特征:介于武断与合作中间,没有明显的赢者和输者,冲突双方的基本目标能达成,团队成员之间的关系也能维持良好,团队冲突得到暂时解决。

(二)谈判或行政干预解决冲突的方法

1. 谈判解决   由冲突双方各派代表通过协商的方式解决冲突。通过谈判或相互交涉,彼此提出条件,阐明各自的观点和意见,与对方共同商讨解决方案。

2. 仲裁解决   冲突双方协商无效后,可以邀请具有一定影响力且彼此信任的第三者或较高层次的主管人员调停解决,进行仲裁,使冲突得到处理。仲裁者要具有权威性,公平公正公开办事。

3. 行政干预   当采取上述方法仍不能达成一致时,可由上级领导运用其正式权力的权威按规章制度提出相关处理办法,通过发出强制性行政命令,强制命令冲突双方执行。这种方式虽不能真正解决问题,但是可以阻断冲突进一步升级。

另外,处理冲突还有以下方法:①确定公正处理冲突的原则;②预先处理可能导致冲突的隐患,消除潜在性冲突;③明确工作职责和权限;④以合作与竞争并重的激励措施,取代过分强调竞争的做法;⑤明确共同的组织目标;⑥专设仲裁、调解冲突的机构或人员;⑦培训有关人员,提高管理者处理冲突的能力;⑧设立意见箱,建立投诉系统。

三、协调的含义和作用

(一)协调的含义

协调(coordination),就是协商、调和的意思。协调的本质,在于解决各方面的矛盾,使整个组织和谐一致,使每一个部门、单位和组织成员的工作同既定的组织目标一致。

（二）协调的作用

1. 减少内耗、增加效益的主要手段　有效协调可以使组织活动的各种相关因素相互补充，相互配合，相互促进，免除工作的推诿和重复，减少冲突和摩擦，调动各方面的积极性，达到提高组织的整体效率，增加效益的目的。

2. 增强组织凝聚力的有效途径　由于人们的行为动机、知识结构、道德准则、性格特征以及需求、追求等方面的差异，不可避免地会产生种种矛盾。要使组织内部各成员团结一致，齐心协力，需要领导者以极大的精力和高超的技艺加以有效协调。

3. 调动员工积极性的重要方法　做好协调工作，可以使组织内部各成员团结合作，增强责任感，调动积极性，充分发挥出每个人的聪明才智，使组织工作充满生机和活力。

四、协调的原则和要求

（一）协调的原则

1. 目标导向　组织目标是工作关系协调的方向，任何协调措施都不能脱离组织既定的目标。只有围绕统一目标，把各方面力量组织起来，协调才能成为现实。

2. 勤于沟通　护理管理者为了使组织和个人之间保持协调一致，就必须不断进行有效沟通。通过人与人之间、部门与部门之间的直接接触，达到彼此交换意见，沟通思想，协同合作的效果。

3. 利益一致　利益是工作关系协调的基础。协调、平衡好利益关系是协调工作的重要基础。其中物质利益是最主要、最基本的利益关系。领导者公平合理地分配，是减少矛盾和解决矛盾的重要条件。

4. 整体优化　通过协调可使整个组织系统的运行达到整体优化状态。这就需要管理者对各种影响因素的质量、数量及结合效应进行科学的分析，进而通过个体优化的组合，形成整体优势，取得理想的整体效益。

5. 原则性和灵活性相结合　协调工作应有原则性，这是一切活动的准则。灵活性是指在不违背原则的前提下，为了实现组织目标而做出的一些让步、牺牲、妥协、折中与变通等。

（二）协调的基本要求

1. 及时协调和连续协调相结合　管理者要及时发现和解决各种矛盾和问题，以减少工作中的损失，避免各方面之间的矛盾激化，便于解决问题。因此，协调时，管理者应做到防微杜渐。此外，协调也是一个动态的过程，须注意其连续性。

2. 从根本上解决问题　管理者必须深入到问题的内部，找出问题产生的根源，对症下药。这样，才能从根本上解决矛盾，使问题不断减少，不增加新的冲突。

3. 调动当事者的积极性　协调是为了解决问题，消除隔阂，推动工作。因此，能否调动起当事者的积极性，是协调成功与否的一个检验标准。

4. 公平合理　公平是减少矛盾和解决矛盾的重要条件,合理是各种要素配置达到科学化、最优化的基本要求。管理者在协调时要努力做到公平合理。

5. 相互尊重　协调的实质是处理人际关系,而处理人际关系需要互相尊重,互相关心。领导者应尊重员工的人格,尊重员工的首创精神,谦虚有礼,平等相待,才能调动员工的工作积极性。

五、协调的具体方法

协调方法的选择和应用,对协调效果有着直接的影响。常用的协调方法主要有以下几种:

1. 目标协调　即通过下达目标,统一人们的思想,调节人们的行动,求得整个组织工作的协调。目标的制定必须明确、具体、可行,同时通过各种措施使之成为全体成员的共同愿望。只有在统一思想的基础上自觉行动,才能达到有效协调的目的。

2. 组织协调　即通过组织系统,利用行政方法直接干预和协调组织的各个环节和方面,使整个组织工作保持良好的秩序。组织协调应以权力为保障,运用协商的方法与员工心平气和地坐到一起来商量解决问题,防止和避免单纯运用权威带来的弊端。

3. 经济协调　即通过经济利益使组织或个人的行为向实现目标的方向发展。运用工资、奖金、福利等经济手段进行利益引导,同时规定相应的经济合同、经济责任,从物质利益上处理各种关系,调动各方面的积极性。

4. 法纪协调　即通过法律、法规或规章制度的制定和执行,来约束和规范组织或个人的行为。规章制度是协调活动的重要手段,也是协调所依据的准则。规章制度的制定要明确具体,执行要严格有力,不徇私情,体现出法纪的真正权威性。

本章小结　　本章学习的重点是领导者影响力的来源、分类;三种常见激励理论的内容,激励理论对护理管理者的启示。学习的难点是领导的理论,激励理论,沟通在护理管理中的应用。在学习过程中注意领导与管理的区别与联系,区分两种领导影响力,理解领导的理论、激励理论的内容,注重激励理论对护理管理者的启示,学会运用激励理论分析和解决护理工作中的实际问题,注重沟通在护理管理中的应用,提高运用知识解决问题的能力。

（潘彦光　蒋羽霏）

 思考与练习

1. 领导者影响力可分为哪些类型? 各自的构成因素是什么?

2. 双因素理论对护理管理者的基本启示是什么?

3. 强化理论对护理管理者的基本启示是什么?

4. 有效沟通策略是什么?

5. 如何运用冲突理论处理护患冲突?

第六章 | 控制工作

06章 数字资源

学习目标

1. 具有应用控制理论和控制方法降低护理成本、提升护理质量及保证护理安全的意识。
2. 掌握控制的概念、类型及控制的基本过程。
3. 熟悉控制工作方法及应遵循的原则,有效控制的特征,护理质量缺陷管理及护患安全管理。
4. 了解控制工作在护理成本及护理安全管理中的应用。
5. 学会根据护理质量的控制对象与控制的关键点,运用控制活动识别纠正偏差,提升护理质量与安全。

　　控制职能是管理活动的基本职能之一,是对组织内部的管理活动及其效果进行衡量和校正,以确保组织的目标以及拟订的计划得以实现。控制过程是管理过程的最后一个阶段,对组织实施过程能否与计划方案相一致起保证和监督作用。控制的有效与否,直接关系到管理系统能否在变化环境中实现管理决策及计划制定的预期目标。有效的控制能使整个护理管理过程得以顺利运转,循环往复,保证组织目标的实现。

 工作情景与任务

导入情景:

　　为创建优质护理服务示范病房,消化内科的朱护士长实行分层管理,将责任护士劳务费与护理质量和患者的满意度挂钩;增加连班和中夜班的护士人数,确保薄弱环节患者的安全。朱护士长完善各项规章制度和护理流程,组织护士们学习,提高业务水平。其本人经常参与危重病人的护理工作,检查、督促并指导低年资护士完成各项护理工作,低年资护士得到很快成长。两年后,消化内科病房被评为"全国优质护理服务优秀病房"。

工作任务：

1. 分析朱护士长所应用的控制方法。
2. 分析病区管理控制的关键点。

第一节　概　　述

一、控制的基本概念

控制（control）是指按照既定的目标和标准，对组织活动进行衡量、监督、检查和评价，发现偏差，采取纠正措施，使工作按原定的计划进行，或适当的调整计划，使组织目标得以实现的活动过程。

这一概念包含了三层含义：①控制是一个过程，包括管理人员为保证实际工作与计划和目标相一致所采取的一切活动；②控制是通过"衡量、监督、检查、评价"和"纠正偏差"来实现的；③控制的目的是确保预期目标和计划得以实现。一个有效的控制系统可以保证各项计划的落实，保证各项工作朝着既定的目标前进。

 知识拓展

控制论的创始人——维纳

诺伯特·维纳（Norbert Wiener，1894—1964），美国应用数学家，除了在数学上有卓越成就外，维纳还创建了控制论。维纳20世纪30年代开始通讯理论的研究，把通讯作为统计过程处理，这是控制论的基本理论之一。30年代末，他与计算机科学家毕格罗、神经生物学教授阿托罗·罗森布鲁特在一些问题上达成共识。1943年，三位不同领域的科学家合作文章《行为、目的和目的论》，提出了控制论的基本概念。维纳的著作还有《控制论》和《控制论和社会》等。

二、控制的类型

控制工作按照不同的标准，可以划分为不同的类型：①根据控制点位置的不同，分为前馈控制、过程控制和反馈控制；②根据控制活动性质，分为预防性控制和更正性控制；③根据控制的手段，分为直接控制和间接控制；④根据控制的方式，分为正式组织控制、群体控制和自我控制；⑤根据控制实施的来源，分为内部控制和外部控制。

以上的分类方法不是孤立的，有时一种控制活动可能同属于多种类型。如护士长对照标准检查护士工作，既属于直接控制，也属于过程控制；护士遵循临床各种护理操作规范及护理管理制度，既是预防性控制，也是自我控制；在新护士长选拔过程中进行的考核和群众评议,既属于预防性控制,也属于前馈控制。

下面重点介绍依据控制点位置不同而划分的前馈控制、过程控制和反馈控制(图6-1)。

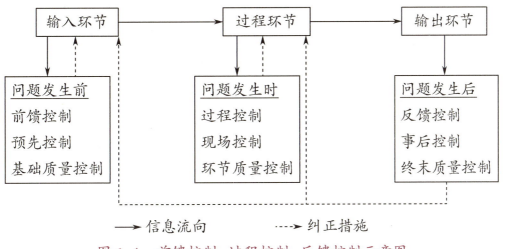

图6-1 前馈控制、过程控制、反馈控制示意图

1. 前馈控制(feedforward control) 又称事前控制、预防控制、基础质量控制等,是实际工作开始之前,对输入环节所采取的控制。管理人员常运用获取的最新信息并结合上一个控制循环中的经验教训,充分估计各种因素对计划的影响,通过防止应用于计划执行中的各种资源在质和量上发生偏差而实施的预防性控制。前馈控制的优越性是面向未来,能够"防患于未然",是一种比较理想、有效而经济的控制类型。

在护理管理中,前馈控制的实例很多,如为保证护理服务的基础质量,对护理人员素质、急救物品质量、医疗器械质量、环境设施配备、规章制度等所进行的控制;为保证护士选拔录用的效果,对应聘者进行的材料审核、面试、体检、试用期考察等,都属于前馈控制。

2. 过程控制(process control) 又称事中控制、现场控制、环节控制等,是对计划执行过程的控制,具有指导和监督两项职能。指导是指针对工作中出现的问题,管理者要根据自己的知识和经验,及时对下属进行技术性指导,或与下属共同商讨纠偏措施,以确保工作任务的完成。监督是指对照标准检查正在进行的工作,以确保工作任务的完成。现场控制贯穿于管理的全过程,管理者通过进行现场观察、检查指导和纠正偏差来提高工作质量,实现预期目标。

过程控制因管理者的监督和指导而兼有培训员工的作用,从而提高员工的工作能力和自我控制能力。但由于受时间、精力、业务水平等因素限制,管理者很难事事亲临,所以主要由基层管理者执行。如对无菌操作过程的质量控制就是一种过程控制,在操作过程中适时监控并纠正发生的偏差,使其按照标准进行。因此,为确保控制的有效性,管理者的自身素质、言传身教与管理艺术显得尤为重要。

3. 反馈控制(feedback control) 又称事后控制、终末质量控制、结果控制等,是在行动结束之后,对输出环节所进行的控制。主要通过对行动结果进行测量分析、比较和评价,对已发生的偏差采取相应的措施,防止偏差扩大或再次发生,力求做到"吃一堑,长一智"。事后控制的目的是通过把好控制的最后一关,结合实际工作绩效的评价,为未来工作的开展打下基础。如对各种护理管理指标的达标率、不良事件的发生率等进行系统评价,有助于在工作中改进计划提供科学依据。

在护理质量控制中,"住院病人跌倒发生率""院内压疮发生率""插管病人非计划拔管发生率""住院病人身体约束率"等护理敏感质量指标都属于反馈控制指标。这些指标的分析能够为护理管理者提升各项护理质量以及做好各级人员绩效考评提供科学的依据。

以上三种类型的控制各有优缺点,但在实际工作中往往要配合使用,前馈控制虽然可以防患于未然,但有些问题可能防不胜防,需要辅以过程控制。否则将前功尽弃。同样,无论是前馈控制还是过程控制,都需要反馈控制来检验。另外,在系统发展过程中,对前一管理循环来说是反馈控制,但对下一管理循环是前馈控制。

三、控制的功能

1. 识别并纠正偏差 管理的目的就是实现组织目标,但在实际工作中,偏差总是不断发生,如果不及时给予干预,这些偏差就会积累放大并最终影响到工作目标的实现。控制工作就是及时识别工作偏差,同时防止新的偏差出现,并有针对性地制定和采取纠正偏差的措施,以防止偏差进一步积累,使实际工作按制定的计划继续进行,确保组织目标的实现。

2. 提升组织和个人绩效 在控制过程中,按照建立的考核标准,实施精确的控制管理,衡量员工和部门的实际工作情况,以便于及时发现工作中的不足及偏差。医护人员在明确绩效考核标准前提下,明确自己的行为受到控制系统的监督和评价,就会积极地改善自己的工作行为和工作态度,为患者提供更好的服务,以期通过努力工作达到组织目标而获得精神或物质奖励,并得到进一步证明个人能力的机会。

3. 适应环境变化 任何一个组织都不是静止的,其内部条件和外部环境都不断变化。如果建立目标和实现目标是同时的,就不需要进行控制。但现实工作中,这两者之间总是有一段时间。在这段时间中,组织内外部环境都会发生许多变化;政府会制定新的政策或对原来的政策进行修订,突发性公共卫生事件的发生,疾病谱的变化,服务对象新的需要,组织机构的重新调整,组织内部人员的变动等,这些都会对组织目标实现产生影响。因此,需要建立有效的控制系统帮助管理者预测和识别这些变化,并对由此带来的机会和威胁做出反应。这种检测越有效,持续时间越长,组织对环境变化的适应能力就越强,组织在激烈变化的环境中生存和发展的可能性就越大。

四、控制的原则

1. 与计划相一致原则 目标决定控制的方向,计划是实施控制工作的依据,因此控制系统和控制方法都应该反映计划的要求。控制与计划相一致,才能更好地发挥作用。如提高临床护理服务质量与提高临床护理教学质量的具体计划不同,其控制系统、控制方法和控制标准就应符合各自计划的特点与要求。

2. 组织机构健全原则 控制工作是一项带有强制性的管理活动,健全而有力的组织机构是控制的保证。任何管理若要落到实处,控制能力要强力有效,必须依托健全完善的组织体系,组织结构健全是明确计划执行职权和产生偏差责任的依据。如在护理质量控制过程中,全院成立护理部 - 科护士长 - 护士长三级质量控制体系,院级护理质量控制组主要由护理部成员、各学科带头人和科护士长组成,每月或每季进行质量考评,对全院各项护理质量负责;科护士长级的护理质量控制组主要由科护士长及护士长组成,每周或每月进行质量考评,对科护士长所辖区域内的各项护理质量负责;护士长级的护理质量控制组主要由护士长和其他质量控制员组成,每天或每周进行质量考评,对护士长所辖区域内的各项护理质量负责。这样使各层级组织职、责、权明确,护理管理过程中上下信息通畅传递,护理控制规范运行。

3. 控制关键点原则 在控制工作中,由于受到时间、精力和财力等的限制,管理人员不可能、也不应该对组织中每个部门、每个工作环节的每个人在每一分钟的每一个细节都予以控制。有效的控制应该是对影响计划实施,影响目标实现的关键环节进行控制。坚持控制关键点的原则,可以扩大管理幅度,降低管理成本,提高管理工作效率。

护理管理者应着重于那些对计划完成有举足轻重作用的关键问题,及时发现与计划不相符合的重要偏差,并及时予以纠正。如基础护理质量、危重病人的病情观察、消毒隔离管理、护理安全管理、护理文书书写、护士职责、制度和常规的落实等都是护理组织中的关键环节,控制了这些关键点,也就控制了护理工作的全局。

4. 直接控制原则 主管人员及其下属的工作质量越高,就越不需要对工作进行间接控制。直接控制原则的前提是拥有高素质的主管人员和合格的下属,能防止偏差和及时察觉、纠正偏差。

因此,护理管理中,领导者应重视选拔优秀的管理者担任护理部主任、护士长;护士长应注重培养、教育护理人员,提升护士素质。护士是护理质量最重要的监控者。

5. 灵活控制原则 控制的灵活性是指控制系统本身要能够适应主客观条件的变化,适时调整控制,持续地发挥作用。任何组织都处在一个不断变化的环境中,灵活控制要求控制系统要有一定的灵活性,控制工作的标准、衡量工作的方法等能够随着情况的变化而变化。如果管理者控制工作机械而僵化,教条地要求下属不折不扣地执行不适用的甚至错误的计划,会在偏差的道路上越走越远。

6. 经济性原则　经济性是指控制活动应该以较少的费用支出获得较大的收益,即纠偏成本要小于偏差可能造成的损失。只有当控制所产生的收益大于控制所需要的消耗时,控制才有意义。提高控制工作的经济性,一是要坚持适度控制、控制关键点原则,即根据组织规模的大小,控制问题的重要程度,对进行控制活动所需要支出的费用和由控制而产生的收益进行分析;二是要保持纠正偏差方案的最优化原则,从各种纠偏方案中选择成本效益最好的。

第二节　控制的基本过程和方法

一、控制的基本过程

控制的基本过程包括确立控制标准、衡量工作绩效和评价并纠正偏差 3 个关键步骤,它们相互关联,缺一不可。确立控制标准是控制工作的前提,没有标准,控制就没有依据;衡量工作绩效是控制工作的重要环节;评价并纠正偏差是控制工作的关键。

（一）确立控制标准

标准就是衡量实际工作绩效或预期工作成果的尺度,是预定的工作标准和计划标准,是控制工作的依据。如果没有了标准,检查和衡量实际工作就失去了依据,控制就成了无目的的行动,就不会产生任何效果。

1. 确立控制对象　明确"控制什么"是决定控制标准的前提。控制的最终目的是确保实现组织的目标,凡是影响组织目标实现的因素都应该是控制的对象。在实际管理工作中,影响组织目标实现的因素很多,想要对它们都进行一一控制是不可能的,也是不现实的。分析这些因素对目标实现的影响程度,从中挑选出具有重要影响的因素,并把它们作为控制的对象。护理管理的重点控制对象主要是护理工作者、服务对象、时间、护理行为、岗位职责和规章制度、工作环境和物资、设备等。

2. 选择控制关键点　重点控制对象确定后,需要选择控制的关键点,以确保整个工作按计划执行。

按照控制点位置的不同,选择控制的关键点也不同。前馈控制的关键点在于输入,如检查医疗护理材料的质量、实施护士资格准入等;过程控制的关键点在于不间断的过程,如护理质量的临床督察,护士的自我控制等;反馈控制的关键点在于输出,如病人满意度调查、护士的绩效考核等。

在选择控制的关键点时,一般要考虑以下 3 个方面的因素:①影响整个工作运行过程的重要操作和事项;②能够在重大损失出现之前显示出差异的事项;③能够让管理者对组织总体状况全面了解,能够反映组织主要绩效水平的时间和空间分布均衡的控制点(表6-1)。

表 6-1　护理质量的控制对象与控制关键点一览表

控制对象	控制关键点
1. 护士	高危护士：新上岗的护士、实习护士、进修护士、近期遭受重大生活事件的护士等
2. 病人	高危病人：疑难重症病人、新入院病人、大手术后病人、接受特殊检查和治疗的病人、有自杀倾向的病人、老年和婴幼儿病人等
3. 时间	高危时间：交接班时间、节假日、午间、夜间、护士考试前等
4. 操作规程、职责和规章制度	关键制度：分级护理制度、消毒隔离制度、交接班制度、危重病人抢救制度、安全管理制度等
5. 环境	高危科室：急诊科、手术室、消毒供应中心、重症监护中心、新生儿病房、血液透析室、产房、高压氧治疗中心等
6. 物品	高危设备和药品：急救设备、重症监护仪器设备、急救药品、麻醉药品、高渗药品、高腐蚀性药品等

3. 建立控制标准　将某一计划中的目标分解为一系列具体可操作性的控制标准,这是确立标准的关键环节。控制标准又分为定量标准和定性标准两大类。定量标准是控制标准的主要形式,定性标准主要是有关服务质量、组织形象等难以量化的标准。确立标准要抓住关键点,标准便于考核,具有可操作性。尽量将标准量化,不能量化或不宜量化的,要制定易于操作的定性标准。定量标准如新生儿室护理质量控制量化的标准有:使用腕带新生儿身份识别正确率达 100%,医务人员洗手正确率达 100% 等;定性标准如在患者对护理工作满意度的调查中,可以了解护士的接待是否热情、回应呼叫铃是否及时、护理操作技术是否娴熟等。

（二）衡量工作绩效

衡量工作绩效是控制过程的衡量阶段,是控制过程的第二步,其目的是获取控制对象的相关信息,找出其脱离标准状态的偏差。通过实际工作情况与控制标准之间的比较和分析,了解和掌握偏差信息,这一阶段不仅关系到控制工作是否能够继续开展,而且直接关系到管理目标能否实现。做好这一阶段的工作,要对受控系统的运行效果进行客观公正地分析和评价,而不能主观臆断。

1. 确定适宜的衡量方式　管理者在对实际工作衡量之前,应根据控制对象的重要性和复杂性确定适宜的衡量项目、衡量方法、衡量频度以及衡量主体。

2. 建立有效的信息反馈系统　建立有效的信息反馈基础平台,保证实际工作的信息能迅速上传下达,及时纠正偏差提高信息的有效性。信息的有效性可直接影响管理的决策及成本。有效信息包含 3 个方面:一是信息的收集、检索、传递要及时;二是信息要可靠；三是信息要实用。

3. 检验标准的客观性和有效性　一般来说，在控制标准确立后，主管部门应将标准以指令的方式，传递给下属参照执行。对执行结果进行控制不仅是衡量成效的过程，同时也是检验标准客观性和有效性的过程。对实际工作进行衡量所获取反馈信息与标准进行比较的结果有两种。一种是没有偏差，此时，虽然不需要采取任何纠偏措施，但要分析成功控制的原因，从而积累管理经验，向下属及时反馈信息，适时奖励，以便激发下属的工作热情。另一种是存在偏差，出现偏差有两种可能，一是执行中出现问题，需要进行纠正；二是标准本身存在问题，需要纠正或更新标准。

（三）评价并纠正偏差

纠正偏差是控制过程中的最终实现环节，也是控制工作的关键。纠正偏差，使系统重新进入正常的轨道，从而实现组织预定的目标，这不仅体现了控制职能的目的，而且还把控制和其他管理职能紧密结合在一起。然而要采取恰当的纠正措施，必须对偏差做出正确的评价，找出偏差的原因，明确纠偏的对象。

1. 评价偏差及其严重程度　偏差是控制系统中绩效标准与实际结果的差距。并非所有的偏差都会影响组织目标的实现，有些偏差可能是由于计划本身或执行过程中的问题所造成，有些则是由于一些非关键的、偶然的局部因素引起，不一定会对目标的实现造成严重的影响。对偏差严重程度的判断，不能仅凭统计概率，而要看偏差是否足以构成对组织活动效率的威胁、是否需要立即采取纠正措施。如急救物品完好率99%与健康知晓率90%比较，前者1%的偏差会比后者10%的偏差对医院造成更大的危害。

2. 找出偏差产生的主要原因　解决问题首先要明确问题的性质，找出产生差距的原因，然后再采取措施矫正偏差。由于引起偏差的原因多种多样，管理者可以从以下三个方面入手：

（1）从控制系统内部找原因：如目标是否切合实际、组织工作是否合理、人员是否称职、设备和技术条件是否完备、管理是否到位等。

（2）从控制系统外部环境找原因：如外部环境和预想的条件是否发生变化以及变化的程度，这些变化对内部因素的影响等。

（3）在分析内外部因素的基础上找主要原因：在实践中，管理者出于各方面的原因，对控制的偏差只采取一些临时性的纠正措施，而不去分析偏差产生的真正原因，这样或许会产生一时的效果，但从长远来看，反而会带来许多不良的影响。因此，管理者必须把精力集中在寻找引起偏差的真正原因上，才能采取治标治本之策。

3. 明确纠偏措施的实施对象　纠偏措施的实施对象可能是实际的工作，也可能是衡量的标准或计划本身。标准或计划的调整一般取决于两个方面的原因：①标准或计划本身不科学，过高或过低，使得绝大多数员工不能达到或大幅度超过标准；②标准或计划本身没有问题，而是环境发生了不可预料的变化，使原本适用的计划或标准变得不切实际。

以上两个方面的原因都不是实际工作的问题,都需要重新调整计划或标准。

4. 选择适当的纠偏措施 如果衡量的结果表明,引起偏差的原因是由于工作失误而造成的,管理者就应根据分析的结果,加强管理、监督,确保工作与目标接近或吻合。根据行动效果的不同,此类纠偏行动又分为两种:①立即执行临时性应急措施,即针对那些迅速、直接影响组织正常活动的急迫问题,要以最快的速度纠正偏差,避免造成更大的损失;②采取永久性的根治措施,即通过对引起偏差问题的深入分析,挖掘问题的真正原因,力求从根本上永久性地解决问题,消除偏差。现实中,有些管理者常常只满足于充当临时"救火员"的角色,没能认真探究"失火"的原因,最终导致更加严重的后果。在护理管理控制过程中,管理者要根据具体问题,灵活地综合运用这两种方法,如先立即采取临时性应急措施,将损失降低到最小,待危机缓解以后,再转向永久的根治措施,消除偏差产生的根源和隐患,杜绝偏差的再度发生。

在纠偏的过程中,要比较纠偏工作的成本和偏差可能带来的损失,比较各种纠偏方案之间的成本,选择投入少、成本低、效果好的方案组织实施。另外,如果纠偏工作涉及对原先计划进行部分或者全部的调整,管理者要充分考虑计划已经实施的部分对资源的消耗、环境的影响以及人员思想观点的转变。由于纠偏措施会不同程度涉及组织成员的利益,在纠偏过程中,管理者要避免人为的障碍,注重消除执行者的疑虑,争取组织成员对纠偏措施的理解和支持,使得纠偏工作能够得以顺利实施(图6-2)。

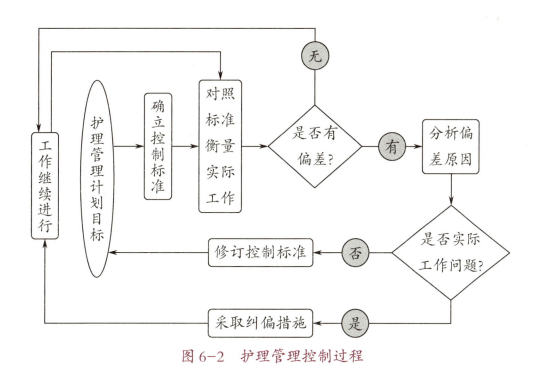

图6-2 护理管理控制过程

二、控制的方法

控制技术分为硬技术和软技术。控制硬技术是指实施控制所采用的技术设备、装置和仪器;控制软技术是指控制方法,管理实践中控制方法比较多。下面介绍护理管理中常用的控制方法。

1. 目标控制　目标控制是管理活动中最基本的控制方法之一,是将总目标分解成不同层次的分目标,形成目标体系,确定目标考核方法,将受控系统的执行结果与其预期目标进行对比,发现问题,及时采取纠正措施。在护理管理中实行目标管理和控制能够极大地激发护士的工作潜能。

2. 质量控制　质量控制是指产品、过程或服务为达到规定的质量要求所采取的技术和活动。质量控制的基础是质量标准,质量标准是检查和衡量质量的依据。

各类护理工作质量检查标准、各种护理技术操作规范、各项规章制度等都属于护理质量标准的范畴。由于护理质量的好坏直接关系到人的生命与健康,因此护理质量控制要求实施从护理服务质量到护理工作质量的全方位综合性控制,坚持贯穿护理工作的基础、环节和终末全过程。

3. 人事管理控制　人事管理控制的核心是对组织内部人力资源的管理,分为人事比率控制和人事管理控制。人事比率控制是分析组织内各种人员的比率,如床位与护士数量配备比率、医护比率等是否维持在合理的水平上,以便采取调控措施。人事管理控制是对组织成员在工作中的德、能、勤、绩、廉等进行客观公正的考核和评价。如采取直接巡视和系统的周期性的考核相结合的方式评价护士工作绩效,作为晋升、奖惩的依据。

4. 预算控制　预算控制属于前馈控制,是一种数字化的计划。预算控制的优点主要是方便检查、考核及评价;帮助管理者对组织的各项活动统筹安排,有效地协调各种资源。但预算控制应用预算数字来制定计划,也会导致控制缺乏灵活性。

5. 组织文化与团体控制　组织文化和团体控制不是通过外部强制发挥作用,而是通过建立与分享价值观、组织规范、行为准则、工作作风、团队意识等,对组织内个人和群体行为施加影响。护理管理中建立护理组织文化,通过内化护士的价值观和规范,约束指导护士行为。如树立护士形象、倡导护理服务宗旨、举行宣誓仪式等均属于此种控制。

三、有效控制系统的特征

控制系统是指组织中具有监督和行为调节功能的管理体系,包括受控和施控两个子系统。护理管理的受控系统,即控制的对象,一般分为人、财、物、作业、信息和组织的总体绩效等。护理施控系统有两种常见的类型:一是护理部－科护士长－护士长三级护理管理组织形式;二是护理部或科护士长－护士长二级护理管理组织形式。各级护士既是受控的客体,又是对下一级护士进行控制和自我控制的主体。

一个有效的控制系统可以保证各项计划的落实,保证各项工作朝着既定的目标前进。具有以下特征。

1. 目的性　控制受目标的指引,为目标服务。有效的控制系统必须具有明确的目的。如在护理管理中,护理安全、护士的技术水平和服务态度是影响护理质量的最主要问题。护理质量控制的关键目标是在确保护理安全的基础上,不断提高护士的技术水平和改善服务态度。

2. 及时性　控制的基础是信息。获得实时信息,及时发现计划执行中的问题,迅速采取应对措施进行纠正,不仅关系到控制的效率、管理的效率,更关系到计划目标能否实现。如急救仪器损坏没有及时发现、对患者病情观察不及时等,都能导致错过抢救的最佳时机。

3. 客观性　控制应该是客观的,应避免因为主观因素的介入造成评价上的偏差。在控制过程中,最容易受主观因素影响的是对人的绩效评价。如晕轮效应、首因效应等心理效应会影响为控制系统提供准确、客观的评价信息。在控制工作中,护理管理者要全面了解,正确分析,客观评价;注意防止心理效应对评价工作的负面影响,避免个人偏见和成见。

4. 预防性　有效控制还应具有预防性。控制系统在制定计划和控制标准时,要能预见计划执行过程中可能出现的偏差,针对可能出现的偏差,预先采取防范措施。如在护理管理过程中,加强急救物品的管理,使其处于完好的应急状态,以此来保证危重病人的抢救质量;制定完善的护理技术操作规范,并督促护士学习和遵守,都体现了控制的预防性。

5. 促进自我控制　有效的控制系统应该是员工认同的系统,控制活动应得到组织成员的信任、理解和支持,并能够促进员工的自我控制。自我控制可以克服他人控制的消极影响,不仅可以激发组织成员的潜能,调动工作积极性,还可以减少控制费用,提高控制的及时性和准确性。员工主动自愿地控制自己的工作活动,是实施控制的最好办法。

四、控制过程中应注意的问题

1. 建立完整的控制体系　控制体系是横向、纵向相互交错的控制网,为保证控制的质量和效果,首先要保证控制体系的完整性。我国的护理管理主要是针对护理服务质量的管理,建立了多层次、全方位的质量控制体系,以保证护理质量。但从发展的角度来看,护理质量仍有待于进一步提高,这需要护理管理层进一步完善护理质量标准,努力建立并不断完善"以患者为中心"的责任制整体护理的质量控制体系。

2. 提高控制的时效性　控制是否及时有效,其关键在于能否及时发现计划在执行中的偏差,并在计划完成过程中及时给予纠正偏差的有效措施。而发现问题以及实施纠正偏差措施的有效性与及时性，都离不开信息传递的有效性与及时性。因此，及时收集信息、确保信息的准确性以及及时反馈信息是影响控制质量的重要因素。这就要求护理管理者要具有敏锐的洞察力、分析处理问题能力以及良好的沟通协调能力。

3. 控制工作应具有全局观念　在现代管理中，作为管理者必须具有全局观念和系统的管理理念。一切工作从整体出发，要在确立整体目标的前提下，理出适当的分级子目标，通过子目标来实现整体目标。在护理管理中，各个层面的子目标都要服从整体目标，不能只注重某些层面的子目标而忽视整体目标，更不能为实现子目标而与整体目标相违背。在实施护理管理控制的过程中，要具备全局意识，鼓励全体人员参与，保证护理组织系统目标顺利实现。

4. 控制工作要体现以人为本　控制主要是针对人，而控制本身又是由人实施的，要充分考虑控制系统中人的心理和行为影响。控制的任何活动若得不到组织成员的认可、理解与支持，注定会失败。管理者在控制工作中要坚持以人为本的原则，要充分重视和尊重组织成员的意见，注重培养他们的工作能力和自我控制能力，引导和促进成员实现自我控制。

5. 控制工作应当面向未来　任何组织都不是静止的，其内部条件和外部环境都是随时变化的，所以组织的控制工作也应该适应变化，面向未来，要从以下两方面入手：①预测未来组织内部、外部环境的变化，预见计划在执行阶段可能出现的问题，找出潜在的偏差，预先采取有效的预防措施，积极应对内外环境中的威胁；②控制要做到先进性和科学性，尤其在制定计划、控制标准和控制指标时，要着眼于未来。

第三节　护理成本控制

医院成本管理是一项综合、复杂、系统的工程，成本核算是市场经济条件下医院管理的核心之一，搞好成本管理有利于促进医疗服务质量的提高和运行成本降低，从而实现医院的快速发展。护理成本是医院成本的主要部分，通过加强护理成本管理和核算，可以提高服务质量和经济效益，提升护理管理水平，达到合理分配护理资源的目的。

一、护理成本控制的概念

1. 成本（cost）　是生产过程中所消耗的物化劳动和活劳动价值的货币表现。在医疗卫生领域中，成本是指在提供服务过程中所消耗的直接成本（材料费、人力费、设备费）和间接成本（管理费、教育培训费和其他护理费用）的总和。

2. 护理成本（nursing cost）　是在给患者提供诊疗、监护、防治、基础护理技术及服务过程中的物化劳动和活劳动消耗。其中，物化劳动是指物化资料的消耗；活劳动是指护士脑力和体力劳动的消耗。

3. 成本管理(cost control) 以降低成本,提高经济效益,增加社会财富为目标而进行各项管理工作的总称。在医疗卫生领域成本管理包括对医疗服务成本投入的计划、实施、反馈、评价、调整和控制等各环节和全过程。成本管理对医院经济效益起决定性的作用。

4. 护理成本控制(nursing cost control) 是按照既定的成本目标,对构成护理成本的一切耗费进行严格的计算、考核和监督,及时揭示偏差,并采取有效措施,纠正偏差,使成本被限制在预定的目标范围之内的管理行为。

二、护理成本控制的内容和程序

开展成本控制的目的就是防止资源的浪费,使成本降低到尽可能低的水平,并保持成本低水平运营。成本控制应用在保证质量的基础之上,科学地组织实施,使医院在市场竞争的环境中生存,并不断发展和壮大,不能以牺牲质量为代价进行成本过度控制。护理成本控制是按照成本控制流程,对护理成本构成和护理活动进行分析和财务管理的过程。因此,明确成本控制的程序,了解护理成本构成是掌握护理成本控制方法的基础。

(一)成本控制的程序

1. 确定控制标准 成本标准是对各项费用开支和资源消耗规定的数量界限,是评定工作绩效的尺度,也是成本控制和成本考核的依据。

2. 衡量偏差信息 对成本的形成过程进行计算和监督,即通过管理信息系统采集实际工作的数据,与已制定的控制标准中所对应的要素进行比较,了解和掌握工作的实际情况,核算实际消耗脱离成本指标的差异。在这一过程中,要特别注意获取信息的质量问题,做到信息的准确性、及时性、可靠性、适用性。

3. 评价衡量的结果 即将实际工作结果与标准进行对照,分析成本发生差异的程度和性质,确定造成差异的原因和责任归属,为进一步采取管理行动做好准备。

4. 纠正偏差 纠正偏差有两种方法:一是降低护理成本,改进护理工作绩效;二是修订成本标准。

(二)护理成本控制内容

1. 工资 医院的人力资源成本中,工资通常占40%~50%,而护士分布在医院3/4以上的科室,占医院卫生技术人员的50%以上,是人力成本控制的重点。大量研究表明护理人力不足是导致护理不安全的重要因素,且专科护士及有经验的护士能够提供高品质的照护,减少住院天数,降低病人再住院率、并发症及死亡率,有效降低成本。控制人力成本不能裁减护士或是聘用低薪资的护士,更不能聘用无执业资格证书的护士。

2. 仪器与设备 护理服务工作的开展和推进,有赖于良好的医疗设备、设施和仪器,做好医疗设备、设施和仪器的维修、保养和管理,不仅可以确保它们正常运转并处于完好状态,为治疗、抢救病人提供物质保证,还可以延长它们的使用寿命,减少资源浪费,节约成本。因此,对仪器和设备等固定资产,需要着重从以下几个方面加强管理。

(1)实施仪器设备分类管理:使用人员应认真填写仪器设备使用情况记录,遵守仪器设备的更新年限。建立仪器设备档案,记载机器的购进、安装时间,使用年限,故障及维修保养情况等。

(2)制定仪器设备操作程序卡:将其悬挂在仪器设备上。使用时,必须先进行相关培训,了解器械的性能,熟悉故障的排除,严格遵守操作规程;使用后,及时进行清洁、消毒,妥善保管。

(3)制定仪器设备维护保养卡:将其悬挂在仪器设备上,由专人负责进行日常自我检查、维护与保养,各级管理人员定期抽查落实情况。

(4)检修和维护仪器设备性能:医院仪器管理部门或仪器供应商根据仪器设备的性能定期检查、保养、维修,保持性能良好。

(5)建立仪器设备清点登记本:对仪器设备做到专管共用,借出物品必须办理登记手续。

3. 供应物品 供应物品指各护理单元从物资供应部门领出的所有消耗性物品,如床单、被套、输液器和注射器等。护理管理者应实施信息化管理,记录所有领用耗材的量,核查领取和使用是否相符;每月清库,对所有耗材的使用做到心中有数,防止丢失;减少库存成本,提高库存周转效率,杜绝供应物品的过期和浪费。

4. 其他人力成本 有些成本既非经常支出性成本(如耗材),也非资本性成本,而是预期发生的支出成本,如奖金、在职进修培训费用、护理学术交流费用、健康保险、慰问金等,虽然人力成本不完全是由护理部管理者来制定的,但护理管理者应该了解它们的支付方式,这样利于有效调派人员,培养护理专业人员,促进护理学术交流,降低护士的离职率。

三、降低护理成本的途径

1. 人力成本方面 做到科学编配,合理排班。根据年度患者平均护理级别和工作总量,适当考虑人员进修、培训、产假等因素,分析并确定所需护士的编制人员,避免人浮于事,可减少直接成本中的工资、补助工资、福利费、公务费开支等。结合各班次人员的业务水平、工作能力进行搭配,以提高工作效率,保证工作质量,使各班次工作紧密衔接,促使护理成本产生高效低耗的效果,从而达到提高效益的目的。

2. 工作成本方面 通过简化和改进消除无效工作、合并相关工作、改善工作地点、程序与方法等缩短工作流程,减少人力、物力与时间的浪费,减少延误,降低成本,提高工作效率。

3. 物力成本方面 物资材料成本占医院运营成本的 30%～50%。因此,物资管理的好坏对医院运营有关键性的影响。

（1）增强物资管理意识：形成"三个主动"，即主动加强医疗器械的维护，主动对申购新设备提出质量和价格要求，主动清理闲置设备，并合理使用。

（2）增强节约意识：形成"三个注重"，即注重水、电、气管理，注重医用护理材料管理，注重物资财产管理。

（3）增强经济意识：形成"三个严格"，即严格物价政策，严格价格管理，严格控制收费。

4. 实行零缺陷管理　护理人员应严格遵守医院的各项规章制度，使各项工作规范化、标准化、科学化。提高护理人员的技术水平，增加责任心，端正服务态度，避免护患纠纷，减少护理缺陷、差错、事故的发生是控制成本消耗最为经济的手段。

第四节　护理安全管理

一、护理安全管理

（一）护理安全基本概念

1. 安全（safety）　安全是指不受威胁、没有危险、危害、损失。人类的整体与生存环境资源的和谐相处，互相不伤害，不存在危险、危害的隐患，是免除了不可接受的损害风险的状态。

2. 护理安全（nursing safety）　护理安全是指在实施护理服务全过程中，不发生法律和法定的规章制度允许范围以外的心理、机体结构或功能上的损害、障碍、缺陷或死亡。包括护理主体的安全和护理对象的安全。前者是指护理活动过程中护士的安全，后者是指护理活动过程中患者的安全。

3. 护士安全（nurse safety）　护士安全是指将护士遭受不幸或损失的可能性最小化的过程，属于医疗机构职业健康与安全的范畴，主要涉及护理工作场所中的各类安全问题。

4. 患者安全（patient safety）　患者安全是指患者避免遭受事故性损伤，规避、预防和改善健康服务导致患者不良结果或损伤的过程。

5. 护理安全管理（nursing safety management）　护理安全管理是指以创建安全的工作场所为目的，主动实施一系列与安全相关以及职业健康的各种行动措施与工作程序。包括患者安全管理和护士职业防护，是护理质量管理的重要内容，也是医院安全管理的一个重要内容。

（二）影响护理安全管理的因素

1. 管理层因素　主要包括护理安全管理制度不完善、业务培训不到位、质量监控不力、护理人员配置不足、抢救设备准备不足或管理不善、对紧急意外事件及关键环节预见性不足等。

2. 护士的因素　主要包括护士法律意识淡薄、业务技能不扎实、责任心不强、与患者缺乏有效沟通、工作强度大，经常处于高度紧张的工作状态及缺乏自我保护意识等。

3. 患者的因素　患者特殊的身体状况导致其容易发生跌倒等伤害,患者及家属对医疗护理期望值过高,现代患者的维权意识增强以及患者的特殊心理状况等都会带来安全隐患。

4. 环境的因素　主要包括医院基础设施配备不足、设备性能及物品配置欠完善、病房布局不当及缺乏防护措施等。

（三）护理安全管理措施

1. 建立护理安全管理机制　建立护理安全管理机制是护理安全管理的重要保障。成立护理安全督导组织,明确护理安全管理职责,实施三级管理体制,定期召开护理安全会议,分析护理不安全事件及隐患,及时发现安全隐患并提出改进措施。

2. 健全护理安全管理制度　完善和制定各项护理安全管理制度是护理安全管理措施落实的具体体现。如制定各种应急预案、护理风险防范的具体措施、实行非惩罚性护理不安全事件报告制度等,并严格遵守执行,利用制度约束护士行为,切实提高护理服务的安全性和有效性。

3. 优化职场安全环境　医院创造安全健康的工作环境,科学合理设置医院各部门布局,加强护患沟通,做好健康教育,提高患者依从性及满意度。

4. 强化职业安全教育　加强护士的职业安全教育,树立全员安全理念,定期开展护理安全方面的法律培训,并提高自身业务水平和专业素质。

二、护理质量缺陷管理

护理质量缺陷管理的最终目的是确保护理安全。在护理管理中,护理安全管理是重点,是护理质量的保证,是优质服务的关键,也是防范和减少医疗事故及纠纷的重要环节。

（一）护理质量缺陷概述

护理质量缺陷(nursing quality defective)是指在护理工作中,由于各种原因导致的一切不符合护理质量标准的现象和结果。护理质量缺陷表现为以下几个方面。

1. 患者对护理工作不满意　是指患者感知服务结果小于期望的恰当服务,且超出容忍区所形成的一种心理状态。

2. 护理纠纷　是指患者或家属对护理过程、内容、结果、收费、服务态度等不满意而发生的争执,或护患双方对同一护理事件的原因、结果、处理方式或严重程度产生分歧,发生的争议。

3. 医疗事故　医疗事故需要医疗事故鉴定委员会鉴定才能认定为医疗事故。

（1）医疗事故(medical dispute)的概念:医疗事故是指医疗机构及其医务人员在医疗活动中,违反医疗卫生管理法律、行政法规、部门规章和诊疗规范、常规,过失造成患者人身损害的事故。

（2）医疗事故的分级:根据对患者人身造成的损害程度,医疗事故分为四级:一级医疗事故是指造成患者死亡、重度残疾的；二级医疗事故是指造成患者中度残疾、器官组织损伤导致严重功能障碍的；三级医疗事故是指造成患者轻度残疾、器官组织损伤导致一般功能障碍的；四级医疗事故是指造成患者明显人身损害的其他后果的。

（3）医疗事故的构成要素：①医疗事故的主体是合法的医疗机构及其医务人员；②医疗机构及其医务人员违反了医疗卫生管理法律法规和诊疗护理规范、常规；③医疗事故的直接行为人在诊疗护理中存在主观过失；④患者存在人身损害后果；⑤医疗行为与损害后果之间存在因果关系；⑥必须在医疗活动中发生。

（二）护理质量缺陷的防范与处理

1. 护理质量缺陷的防范措施

（1）合理调配人力资源：医院应重视护理人员的身心健康，合理配备人员，避免护理人员劳动负荷过重，使其在工作中保持良好的状态，构建融洽的工作环境。

（2）加强法制教育：医院要有计划地对在职护士进行法律知识的培训，引导护士学法、懂法、用法，规范自身行为，依法维护患者和自身的权益。

（3）加强业务培训：护士只有具备扎实的理论基础及实践能力，才能在临床繁忙与紧张的护理工作中，忙而不乱。因此只有医院加强护士"三基"培训，提高护士的执业能力，才能从根本上防范护理缺陷的发生。与此同时，护理人员也要加强服务意识，培养良好的职业操守，真正做到"以患者为中心"，体察患者，构建和谐的护患关系。

（4）严格执行各项规章制度：护士应当明确岗位职责，熟练掌握护理核心制度及护理常规，严格遵守各项规章制度，保证护理行为合法、规范。

2. 护理质量缺陷的处理程序及上报制度　护理质量缺陷一旦发生，不管最终的表现形式是患者不满意还是护理纠纷，甚至是医疗事故的发生，医务人员都应该立即采取措施，将危害降至最低。

（1）护理质量缺陷的处理程序：①积极抢救，保护患者；②详细记录，封存病历资料及相关用物，以备查验；③稳定患者及家属情绪，及时做好医患沟通；④填写"不良事件上报表"，在24小时内逐级上报；⑤分析讨论事件发生原因、提出改进措施并制定预防措施。

（2）护理质量缺陷的上报程序：发生一般护理质量缺陷后，当事人应立即口头向科主任和护士长报告，科室24小时内上报护理部；若为严重护理质量缺陷，当事人除积极向护士长和科主任报告外，6小时内必须书面向医院主管部门报告；有关部门接到护理质量缺陷上报后，立即根据事件的严重程度及时调查处理，并进行成因分析讨论，制定整改方案，组织学习，避免类似事件的再次发生。

《三级综合医院评审标准（2020年版）》明确规定以减少诊疗活动对患者的伤害为目标，建立医疗质量（安全）不良事件信息采集、记录和报告相关制度和激励机制。建立医疗质量（安全）不良事件及管理缺陷的统计分析、信息共享和持续改进机制。

《国家卫生健康委办公厅关于进一步加强医疗机构护理工作的通知》（国卫办医发

〔2020〕11号)中明确要求健全护理不良事件报告制度。医疗机构要采取有效措施鼓励护士按照"自愿性、保密性、非处罚性"的原则,主动并逐级报告护理不良事件。鼓励医疗机构对主动及时报告、有效避免或减少不良事件可能引起危害后果的护士给予适当奖励。属于医疗质量安全事件的应当按照有关法律法规、管理规定等进行报告处理。发生重大医疗过失按《医疗质量安全事件报告暂行规定》(卫医管发〔2011〕4号)文件规定执行。

三、患者安全管理

患者安全是医院管理永恒的主题,也是一个备受全球关注的大众健康议题。患者安全管理的目标就是要通过构建一种能使临床失误发生率最小、临床失误拦截率最大的健康服务系统,可在最大程度上规避、预防和改善健康服务导致的患者不良结果或损伤。从国际患者安全运动的最新经验和医疗机构的管理实践来看,患者安全已经不仅仅局限于具体医疗机构组织范围内、而是一个国家层面的管理问题。患者安全概念的外延广泛、可涉及护理工作中的患者安全、医疗工作中患者安全和医院管理中的患者安全。本节仅讨论护理工作中的患者安全。

(一)患者的常见安全问题

1. 医院感染控制问题 医院感染在广义上来讲,是指患者在入院时和入院前不存在,而在住院期间遭受病原体侵袭引起的感染或是出院后出现的症状,是患者安全的严重威胁。在医院内,最易感染的部位分别为消化道、呼吸道、切口感染、泌尿道。

2. 环境安全问题 环境安全是保障患者健康与康复的基础。环境安全包括患者床单位的安全,安全用水、用气、用电,消防安全,医院内患者的活动安全,医院内公共设施安全,医院辐射环境安全,不可控突发事件如地震等。环境安全问题需要管理者用标准化程序应对,也需要临床护士在其工作中的维护。

3. 用药安全问题 合理规范用药、正确实施给药、关注药物配伍禁忌、药品质量及效期管理、用药观察等各个环节都与患者安全密切相关。作为临床用药的主要实施者,临床护士和护理管理者应高度重视用药安全的管理工作。

4. 设备器具的安全问题 作为直接为患者进行检查和治疗的医疗设备,如果其使用安全发生了任何问题,轻者导致财产损失,重者可能会威胁患者生命,将会导致严重的医疗纠纷。常见的设备器具的安全问题有质量问题、违法违规重复使用、缺乏有效监管、人为恣意扩大使用的适应证、医疗设备缺乏维护和定期保养等。

5. 违背法律和护理规程问题 医疗护理的相关法律法规、护理技术规范和操作流程以及医院内的各项规章制度都是每一位护士开展护理服务的标准和指南,必须不折不扣严格执行。恣意、人为地更改、超越或违背临床护理诊疗技术规范;违反《护士条例》,无执业资格证书从事护理工作等都是非法行护的行为。

（二）患者安全管理的策略

1. 营造患者安全文化　患者安全的管理不仅是一个管理方法和形式，也应该是深入人心的一种用来指导临床工作实践的思维模式和工作态度。因此，它涉及的是医院所有部门，需领导的重视与支持，将患者安全培养成一种自觉和主动的文化意识。积极地在医院提倡和推行安全文化，"患者安全"是医疗品质的基石，只有通过各项安全活动的规划及推动，逐步形成患者安全文化，才能确保"安全的人员"，在"安全的环境"中，执行"安全的医疗"。

2. 健全护理安全管理体系　需要成立护理部—科护士长—护士长三级护理质量安全管理结构。对一切不安全事件如护理差错事故、护理投诉事件、护理意外事件、并发症等进行分析、评估和预警。

3. 进行护理风险预警评估　建立院内护理风险评估预警系统，对日常护理风险进行预警监控及有效干预，从而减少院内护理不良事件的发生。

4. 加强安全教育和培训　护理安全管理的对象是护理风险，而护理风险作为一种职业风险，意味着任何护士在工作中都有可能会遇到，因此护理安全管理是一个持续不断的教育和干预的过程。而护士教育和培训的重点是安全意识、敬业精神、规范制度、法律法规等。

5. 应用患者安全技术　患者安全技术是指用来帮助医护人员减少临床失误和增进患者安全的各类技术的总称。

6. 进行护理安全事件分析　护理安全事件分析的目的是预防或杜绝类似错误问题的再次发生。常用的方法是根本原因分析和重大事件稽查。

四、护士安全管理

护士安全属于医疗机构职业健康与安全范畴，主要涉及护理工作场所中的各类安全问题。近十年来，由于社会发展过程中逐步积累起来的各种矛盾和医疗环境中的各种困难，导致医患关系过度紧张，医疗纠纷事件屡有发生。加之护士每天需做大量的护理和治疗操作，时常暴露在各种传播疾病的风险中，且大量高密度、高强度的护理工作对护士身心健康也造成一定损害，我国护理界在护士安全管理方面作了大量的研究和探索。

（一）护士安全的威胁因素

1. 生物危险因素　如接触各种耐药菌、病毒。

2. 化学危险因素　如抗癌药物的配制过程中液体渗漏。

3. 物理危险因素　如针刺伤和各种锐器刺伤。

4. 环境与设备危险因素　如暴力、设备对人体的放射性损伤。

5. 身心危险因素　如工作量大导致压力过大、作息紊乱等。

护士安全和患者安全两者密切相关,相互影响。如护士编制不足,导致护士身心疲惫,造成护士不安全,很容易引起护理失误,进而威胁患者安全;反之,如果发生了护理不安全事件使患者安全受损,极易导致病人对护士不信任,对护患关系存疑,从而威胁护士安全。

(二)护士安全管理的策略

1. 营造以人为本的医院文化 护士由于其职业的特殊性,每天不得不暴露于各种各样的高危因素之中。各级管理者必须明确人是护理管理中最重要的资源,明确护士和患者安全之间的关系,牢固树立以人为本的思想,正确处理成本控制与护士职业安全防护的关系,合理配置护士,积极采取各种有效的预防措施,努力提供符合职业安全要求的设备、器材和工作环境,护士健康安全地工作,只有这样才能为患者提供优质、高效、安全的护理服务。

2. 建立护士安全健康指引 建立护士安全健康指引,如预防呼吸道感染指引、预防消化道感染指引、预防血液和体液感染指引、预防化学药物损伤和锐器伤安全指引和处理流程,医疗废物处理安全指引和处理流程等,指导护士减少不安全职业暴露,进行职业安全防护和科学应对。职业健康和安全是医护人员的个人权利,医护人员也肩负着增进职业健康和安全的个人责任。每一位护士在临床工作中不能图工作方便而置职业安全与健康不顾,要严格落实各项安全健康指引。

3. 加强职业安全防护相关培训 随着护理工作范围不断拓展,护理工作的风险相应增加,通过对各级护理人员的相关培训,既可以使其充分认识职业暴露防范的重要性,提升职业暴露防护意识;又可以加强其对专业知识的掌握,使其善于利用各种防护器具对自身进行职业防护;还可以使其学习医院暴力自我保护方法,提升自身应对压力和处理风险事件的能力。

4. 建立护理职业防护管理机制 把职业防护作为护理管理的一项重要内容,建立职业防范管理制度,通过护理部、科室和病区的三级管理结构,从护理工作规划、资源供给、实施、监督检查和评价等各个环节入手,建立护理职业防护管理机制,保护护士的职业安全。

本章小结   本章学习重点是控制的类型,控制的基本过程和方法,有效控制系统的特征。学习难点为控制基本过程的关键步骤、确立控制对象与控制的关键点,灵活运用控制活动识别纠正偏差。在学习过程中应注意区分三种控制类型以及优缺点,控制工作应遵循的原则以及需要注意的问题,注重运用控制活动在护理成本管理及护理质量安全管理中的应用,降低护理成本、提高护理质量与安全。

(易　娜　张艳秋)

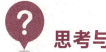
思考与练习

1. 简述控制的含义及控制的类型。
2. 简述控制的基本原则及控制过程应注意的问题。
3. 护理管理中常用的控制方法及有效控制的特征有哪些?
4. 简述医疗事故的概念及分级内容。
5. 简述降低护理成本的途径。

第七章 | 护理质量管理

07章 数字资源

学习目标

1. 具有护理质量管理意识。
2. 掌握质量、质量管理、护理质量管理的概念；护理质量管理方法。
3. 熟悉护理质量评价的内容；护理质量标准的分类与内容。
4. 了解护理质量管理的原则；护理质量评价的形式；护理业务技术管理。
5. 学会运用 PDCA 管理循环、QCC 等质量管理工具，培养发现问题、分析问题、解决问题的能力，形成闭环管理理念，提升护理质量管理水平。

护理质量是医院质量的重要组成部分，是医疗机构的重要考评指标，更重要的是其直接关系到服务对象的生命与健康，而高质量的护理服务必须通过实施高水平的护理质量管理来实现。护理质量管理是护理管理的核心，只有强化质量管理意识，持续进行科学有效的质量改进，才能为服务对象提供安全、优质、高效的护理服务。

 工作情景与任务

导入情景：

患者，女，75 岁，诊断为胃癌。在某医院行胃癌根治术，回到病房后，双下肢一直呈青紫，于是陪护人员准备热水袋（60℃）并置于患者小腿旁。1 小时后护士观察，发现患者小腿部出现一水疱。由于该患者机体功能较差，水疱破溃后迟迟不愈合，加重病人痛苦。

工作任务：

1. 说出护理质量管理的重要性。
2. 说出如何进行护理质量管理，避免类似事件再次发生。

第一节　护理质量管理概述

一、质量管理的相关概念

1. 质量（quality）　质量即"品质"，就是产品、工作过程或服务满足顾客要求的优劣程度。质量具有客观规定性，是通过事物的属性、特征以及对有关事物的作用表现出来的。一般包含三层含义，即规定质量、要求质量和魅力质量。规定质量指产品或服务达到预定标准；要求质量指产品或服务满足顾客的要求；魅力质量指产品或服务的特性远远超出顾客的期望。在医疗护理服务中，既有为服务对象的技术服务质量，也有其他社会服务质量。

2. 质量管理（quality management）　质量管理是组织为使产品或服务质量满足不断更新的质量要求，达到顾客满意，而开展的策划、组织、实施、控制、检查、审核及改进等有关活动的总和。核心是制定、实施和实现质量方针与目标。质量管理是各级管理者的职能，要求组织的全体成员参与并承担相应的责任。

3. 全面质量管理（total quality management，TQM）　全面质量管理是指为了保证和提高服务质量，综合运用一整套质量管理体系、思想、方法和手段进行的系统管理活动。全面质量管理由美国工程师阿曼德·费根堡姆（Armand Vallin Feigenbaum）在 1961 年首先提出，强调"全面管理、全程管理、全员管理"和管理方法的多样化。有以下含义：强烈地关注顾客；持续不断地改进；改进组织中每项工作的质量；精确地度量；向员工授权。

4. 持续质量改进（continuous quality improvement，CQI）　持续质量改进是指在现有水平上持续、渐进地提高服务质量、服务过程及管理体系有效性和效率的循环活动。目的就是让组织自身和服务对象得到更多的利益，如更低的消耗、更低的成本、更低的价格、更多更高质量的产品和服务等。持续质量改进是全面质量管理的重要组成部分，是质量管理的灵魂。

 知识拓展

质量观演变

质量观是人们对质量的认识与看法，经历了 4 个不同的阶段。

1. "符合性质量"阶段　始于 20 世纪 40 年代，其基本观点：质量以符合现行标准的程度作为衡量的依据。"符合标准"就是合格的产品质量，符合的程度反映了产品质量的水平。

2. "适用性质量"阶段　始于 20 世纪 60 年代，其基本观点：质量应该以适合顾客需要的程度作为衡量的依据，开始把顾客需求放在首要位置。

3. "满意性质量"阶段　始于 20 世纪 80 年代，质量管理进入到全面质量管理阶段。核心是"全面顾客满意"。它涉及组织运行的全部过程，组织的全体员工都应具有质量管理的责任。

4. "卓越性质量"阶段　始于 20 世纪 90 年代,其基本观点:顾客对质量的感知远远超出其期望,使顾客感到惊喜,意味着质量没有缺陷。

二、护理质量和护理质量管理的概念

1. 护理质量(nursing quality)　护理质量是指护理人员为患者提供护理技术服务和基础护理服务的效果及满足患者对护理服务一切合理需要的综合,是在护理过程中形成的客观表现,直接反映了护理工作的职业特色和工作内涵。护理质量体现护理人员的理论知识、护理技能、工作效率、服务态度和护理效果的综合水平,服务对象的满意度是非常重要的质量指标。传统的护理质量主要指临床护理工作质量,如医嘱执行是否准确、及时;文件书写是否正确、清晰;生活护理是否到位;规章制度是否落实等。随着医学模式的转变,社会的进步,科学的发展,人民生活水平的提高,赋予了护理质量更深层次的内涵。护理服务需要面向维护和促进健康,以整体护理观念,从生理、心理、精神、社会、文化等各个层面帮助人们提高健康水平和生命质量。

2. 护理质量管理(nursing quality management)　护理质量管理是指按照护理质量形成的过程和规律,对构成护理质量的各要素进行计划、组织、协调和控制,以保证护理工作达到规定的标准和满足服务对象需要的活动过程。定义有三个含义:一是开展护理质量管理必须建立护理质量管理体系并有效运行;二是要制定护理质量标准;三是对护理过程构成护理质量的各要素,按标准进行质量控制,才能达到满足服务对象需要的目的。

3. 护理质量管理体系(nursing quality management system)　护理质量管理体系是指在护理质量管理中具有指挥和控制作用,实施护理质量管理所需的组织机构、程序、过程和资源,是建立护理质量方针和质量目标而持续运行的体系。

三、护理质量管理的意义

1. 有利于服务对象需要的满足　护理质量管理,旨在树立"生命质量第一""安全第一""一切为患者服务"的思想,根据服务对象的需要不断地拓展和调整护理服务的内容和方式,协调各项护理工作,以最佳的技术、最低的成本,最少的时间,最好的态度,最优的礼仪,为服务对象提供最优质的服务,满足其各方面的需要。

2. 有利于护理队伍的建设　优良的服务质量是以优秀的护理队伍为基础的。护理人员只有掌握了质量要求的基本标准和准则,才能在工作中自觉维持护理质量。护理质量管理强调各级护理人员都是践行护理质量的一员,需重视人的作用,重视培训,增强质量意识,有效激发全员参与积极性,充分发挥其主观能动性和创造性,培养出优秀的护理人才队伍,以提供高质量的护理服务。

3. 有利于护理学科的发展　护理服务范围的拓宽，要求护理跟上时代要求。护理管理者在管理工作中根据所处的环境，分析护理工作现状，找出存在的问题，针对护理工作中的问题进行持续改进，从而促进护理学科的不断发展。

因此，建立科学有效、严谨完善的质量管理体系是保证护理质量的基础，采用先进的质量管理方法是提高护理质量的有效举措。护理质量管理不仅对开展护理工作具有重要的现实意义，同时对促进护理学科建设与发展，提高科学管理水平也具有深远的意义。

四、护理质量管理的原则

1. 以患者为中心的原则　坚持"以患者为中心"，是护理质量管理的首要原则。患者是医院存在和发展的基础，是医疗护理服务的中心，必须把满足患者需求和期望作为护理质量管理的出发点，围绕患者的治疗、护理和服务的流程，注重监督与评价，不断改进工作和解决存在的问题，真正做到以人为本。

2. 预防为主的原则　坚持预防为主，一是"从根本抓起，即第一次就把工作做好"，二是"防止再发生"。护理服务的高质量是由预防来体现的。对护理质量产生、形成和实施，全过程的每一个环节都应充分重视，分析影响护理质量的各种因素，找出主要因素，加以重点管理，预见可能会出现的问题，防患于未然。

3. 标准化原则　确立护理质量标准是护理质量管理的关键，也是规范护理人员行为的依据。护理质量管理的第一步，就是制定各项规章制度、岗位职责、各类护理工作质量标准及质量检查标准、操作规程等。各级护理人员在工作中按规章制度、质量标准办事，护理管理者能按标准要求去检查、督促，做到工作有标准、评价有依据，护理工作制度化、规范化、科学化。

4. 系统管理原则　用系统观点来认识和组织护理质量管理活动。按照系统的基本特征去理解、分析、解决质量管理中的问题，实现整体功能最大化，使护理管理活动更具科学性、实用性。

5. 分级管理的原则　护理质量管理组织机构由不同层次人员所组成，层次不同，职责侧重点不同。在医院，护理工作实行院长、护理部、护士长的分级管理制度。

6. 全员参与原则　各层次人员的态度和行为都影响着护理质量，护理质量管理中必须重视人的作用，增强全员质量意识，充分调动全员参与的主动性、积极性。

7. 事实和数据化的原则　要正确地反映医院护理质量状况，必须以客观事实和数据为依据。用事实和数据说话，是质量管理科学性的体现。在护理活动中有许多现象不能用数据表达的，可用事实做定性描述。因此，护理质量管理在强调数据化的同时，也不能忽略非定量因素，把定量和定性结合起来，才能准确反映护理质量水平。

8. 持续改进的原则　持续改进是指在现有水平上不断提高服务质量、过程及管理体系有效性和效率的循环活动。护理服务要满足服务对象不断变化的需求，护理质量管理就必须坚持质量持续改进的原则。每位护理人员,尤其是护士长以上的管理人员,应对影响质量的因素具有敏锐的洞察能力、分析能力和反省能力,不断地发现问题、提出问题、解决问题,以确保护理质量不断提升。

第二节　护理质量管理方法

一、全面质量管理

全面质量管理(total quality management, TQM),是指为了保证和提高服务质量,综合运用一整套质量管理体系、思想、方法和手段进行的系统管理活动。

(一)全面质量管理的特征

1. 以良好的工作质量作保障　全面质量管理,不仅抓直接与产品质量有关的环节,而且抓间接与产品质量有关的环节,以良好的工作质量来保证产品质量。

2. 全程的质量管理　全面质量管理根据产品质量形成的全过程进行质量管理。

3. 全员参与管理　要求自上而下全体人员都参与质量管理活动,而不是把质量管理看成仅是质量管理部门或少数专业人员的事。

4. 管理方法多样化　强调除"三全"以外,管理方法可以多种多样。常用的方法有:PDCA 循环法、数理统计法、价值分析运筹法等。

(二)全面质量管理的基本观点

1. 质量第一的观点　是全面质量管理的核心。这一观点表明质量是产品的生命。所以,它要求从产品的设计、制造到使用的全过程,都要把质量放在首位。坚持质量第一的观点,对护理工作来讲非常重要,这是因为人与物不同。产品出现次品、残品甚至废品,造成的只是经济损失,通过再造,争取有所补救;而人若因医疗、护理质量低劣致病、致残、致死,其损失是无法挽回的。这就要求全体医护人员,必须牢固树立质量第一的观点。

2. 预防为主的观点　主张把质量管理的"事后检验"变为"事先预防",是保证各项质量的前提。它的主导思想是,以预防为主,从预防做起,把可能造成质量低劣的不良因素控制起来,消灭劣质于形成之前,以达到预控预测的质量效果。

3. 系统的观点　把质量与质量管理看成是一个独具特性的完整系统,要求对构成质量系统的诸要素实行全面管理,并进行质量信息反馈。

4. 用数据说话的观点　在质量管理过程中,坚持实事求是,用事实和数据反映质量状态,变定性分析为定量分析,使质量管理建立在科学的基础上。

5. 标准化的观点　把一切与质量有关的技术操作、人员岗位责任、物品设备的管理等都定出质量标准,实行各项工作标准化,并把标准化作为法规,人人遵照执行。

(三)全面质量管理的基本过程

1. 领导重视　实施全面质量管理,领导重视是关键。在质量管理过程中,只有领导懂得了全面质量管理的理论知识、基本方法,有追求高质量的强烈愿望又有明确的质量目标,善于把本单位、本部门所有工作都围绕着质量目标进行,全面质量管理的工作才能得到真正展开。

2. 普及教育　对全体成员进行全面质量管理知识的普及教育,通过学习全面质量管理知识,提高职工的质量意识,使全体职工牢固地树立起"质量第一"的思想,积极主动参加质量管理。

3. 健全机构　为了推行全面质量管理,在组织中必须建立一个完整的全面质量管理的组织机构。其主要职责是:①协助主管人员的日常质量管理工作;②开展质量管理宣传教育,组织群众的质量管理活动;③组织编制质量计划,并督促检查计划执行情况;④制定降低质量成本的方案;⑤研究和推广先进的质量控制方法;⑥组织质量检查;⑦进行质量效果的评价及审核;⑧参加新技术开发和新项目推广。

4. 制定标准　推行全面质量管理,主要的一个方面就是制定一套完整的质量标准体系,有了质量标准体系,让全体职工遵照执行,并按标准检查督促,反馈执行的结果,以保证产品质量与服务质量,提高社会效益和经济效益。

5. 信息反馈　在产品质量和服务质量形成的全过程中,伴随着与质量有关的大量信息的流通与反馈,这些信息反馈主要来自两个方面,一是内部信息反馈,二是外部信息反馈,从而保证了质量管理活动中的信息流通。只有建立质量反馈系统,才能使分散的信息得到及时收集、整理、传递,以保证全面质量管理活动有效地运转。

总之,实施全面质量管理应该是全面的、完整的。由于影响质量管理的因素是多方面的,如人、财、物、时间、信息、技术、心理及空间等,要对如此复杂的因素进行系统控制,并保证质量的长期稳定,必须重视全面质量管理的每个过程、每一环节。与此同时,还必须把多种方法与改善组织管理,改革生产技术和加强思想政治工作等密切结合起来,发挥它们的综合效能,才能达到解决质量问题的目的。

二、PDCA 管理循环

PDCA 管理循环是由美国质量管理专家爱德华·戴明(W. Edwards Deming)提出的,又称戴明循环,是全面质量管理保证体系运转的基本方法。PDCA 管理循环就是按照计划(plan)、实施(do)、检查(check)、处理(action)四个阶段来进行质量管理,并循环不止地进行下去的一种质量管理工作程序。

(一)PDCA 管理循环的基本程序

每一次 PDCA 管理循环都要经过四个阶段,八个步骤(图7-1)。

1. 计划阶段(P)　包括制定质量方针、目标、措施和管理项目等计划活动。实践表明,严谨周密、经济合理、切实可行的计划,是保证工作质量、产品质量、服务质量的前提条件。这一阶段分为四个步骤。

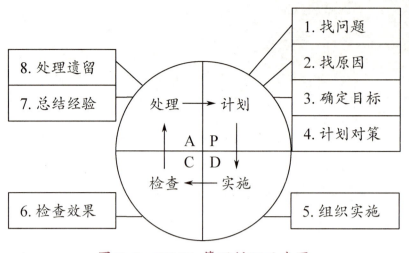

图7-1　PDCA管理循环示意图

第一步,调查分析,确认问题。一是调查分析质量现状,找出存在的问题。二是收集和整理问题种类。三是设定目标和测量方法。此步骤常用工具有:头脑风暴法、查检法、调查法、数据收集计划、排列图、控制图、直方图、流程图等。

第二步,分析问题,找出原因。运用头脑风暴法等多种集思广益的科学方法,根据逻辑和流程,分析产生质量问题的各种原因或影响因素,并找出主要原因。此步骤应用的工具常见为头脑风暴、根本原因分析法(RCA法)、排列图、因果图、散布图等。

第三步,根据原因,确定目标。根据分析得出的主要原因和影响因素,确定管理目标。目标可以是定性 + 定量化的,能够用数量来表示的指标要尽可能量化,不能用数量来表示的指标也要明确。目标要符合有效目标的"SMART"原则,即:①明确的(Specific);②可量化的(Measurable);③切实可行的(Achievable);④注重结果的(Result-oriented);⑤有时间限制的(Time-limited)。

第四步,目标引领,制定对策。根据管理目标,拟定计划措施与实施方案。措施应明确而具体,回答"5W1H"。此过程主要有以下内容:一是寻找可能解决的办法,常用工具有头脑风暴、投票法等;二是测试和选择最终解决办法,常用工具有数据收集、散布图、决策矩阵;三是建立有效的可操作的行动计划和相应的资源,常用工具为甘特图。

2. 实施阶段(D)　这一阶段是第五步,实施计划,落实方案。要在"5W1H"的引导下实施,方案要落实到具体的部门和人,包括时间、数量、质量要求等。执行过程中没有特殊情况不得改变计划,遇有极特殊情况可考虑审慎、及时修改计划。过程中要注重收集过程的原始记录和数据等项目文档。

3. 检查阶段(C)　这一阶段是第六步,评估结果,分析反馈。把执行结果与预定的标准和目标作对比分析,寻找和发现计划执行中存在的偏差,并及时进行纠偏。具体可做:①收集数据和审核相关区域 / 流程;②用有效的形式组织数据;③分析结果是否改进,结果同目标的一致性或差距等信息;④如果可能,完成措施;⑤确认每个措施的有效性,如果结果满意或可接收,转到步骤7;如果结果不满意,回到步骤2;⑥决定后续步骤。

4. 处理阶段（A） 此阶段是 PDCA 循环的关键阶段,具有承上启下的作用,包括 2 个步骤。

第七步,形成标准,推广应用。总结经验教训,将成功的经验加以肯定并分享,形成标准,纳入有关标准和规范中,以巩固和坚持,形成长效机制,防止不良结果再次发生;将失败的教训进行总结和整理,记录在案,为今后类似质量问题的预防提供借鉴。

第八步,发现问题,继续循环。把尚未解决的问题和新发现的问题转入到下一个 PDCA 管理循环中。注意不要期望在一次 PDCA 循环中就解决所有的问题,过程改进应在科学性和哲学性之间取得平衡。

 知识拓展

头脑风暴法

一、概念

头脑风暴法又称脑力激荡法。头脑风暴法是工作小组人员在正常融洽以及没有受到任何限制的氛围中用会议的形式来进行讨论或者座谈,轻松的氛围让所有人员可以打破常规,积极思考和畅所欲言,让众人充分发表自己的看法。

二、四个原则

1. 自由奔放去思考 要求与会者尽可能解放思想,无拘无束地思考问题并畅所欲言,欢迎自由奔放、异想天开的意见,必须毫无拘束,广泛地想,观念愈奇愈好。本着以下几个方面去考虑,如 5M1E 即人（Man）、机器（Machine）、物料（Material）、方法（Method）、环境（Environments）、测量（Measure）,简称人、机、料、法、环、测;5W2H（what、where、when、who、why、how、howmuch）;奥斯本检核表法。

2. 会后评判 禁止与会者在会上对他人的设想评头论足,排除评论性的判断。至于对设想的评判,留在会后进行,也不允许自谦。

3. 以量求质 鼓励与会者尽可能多地提出设想,以大量的设想来保证质量较高的设想的存在,设想多多益善,不必顾虑构思内容的好坏。

4. 见解无专利 即"搭便车",鼓励盗用别人的构思,借题发挥,根据别人的构思联想另一个构思,即利用一个灵感引发另外一个灵感,或者把别人的构思加以修改。

三、三个阶段

一是准备阶段,包括介绍基本原理及四大原则,确认要讨论的主题,准备会场,组织人员;二是头脑风暴阶段,包括宣布主题,引发和创造思维,整理构思,找到关键;三是评价选择阶段,会后评价。

四、八点要求

①运用头脑风暴,首先应有主题;②不能同时有两个以上的主题混在一起,主题应单一;③问题太大时,要细分成几个小问题;④创造力强,分析力亦要强,要有幽默感;⑤头

脑风暴要在 45 到 60 分钟内完成；⑥主持人要把构思写在白板上，字体清晰，以启发其他人的联想；⑦在头脑风暴后，对创意进行评价（会后）；⑧评价创意时，作分类处理，如可以立即实施的构思；须较长时间加以研究或调查的构思；缺少实用性的构思。

典型案例：如"小鸡过马路的故事""电线积雪的故事""烤面包机的故事"等。

（二）PDCA 管理循环的特点

1. 完整性、统一性、连续性 PDCA 循环作为科学的工作程序，其四个阶段是一个有机的整体，环环相扣，不得中断。在实际应用中，缺少任何一个环节都不可能取得预期效果，只能在低水平上重复。如果计划不周，实施就会盲目而困难；再周详的计划，不严格实施就会沦为空谈；有实施无检查，会使结果不了了之；对于检查所发现的质量问题，不进行处理，质量水平就无法得到提高。

2. 大环套小环、小环保大环、相互衔接、相互促进 整个医院质量管理体系就是一个大的 PDCA 循环，护理质量管理体系是其中的一个次循环，而各护理单元的质量控制小组又是护理质量管理体系 PDCA 中的小循环。整个医院的质量，取决于各部门、各环节的工作质量，而各部门、各环节必须围绕医院的方针目标协调行动。因此，大循环是小循环的依据，小循环是大循环的基础。通过 PDCA 管理循环把医院的各项工作有机地组织起来，彼此促进。

3. 不断循环、不断提高 PDCA 管理循环不是简单的周而复始，也不是同一水平上的循环。每次循环，都有新的目标，都能解决一些问题，使质量水平、管理水平提高一步，接着又制定新的计划，开始在较高基础上的新循环。这种阶梯式的逐步提高，使管理工作从前一个水平上升到更高一个水平（图 7-2）。

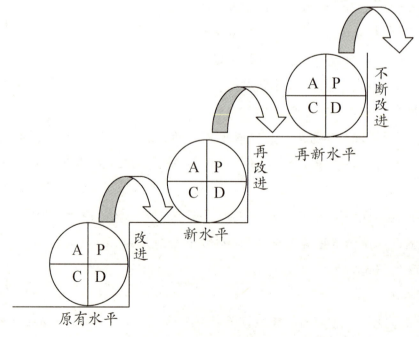

图 7-2 PDCA 循环阶梯式上升示意图

压力性皮肤损伤的 PDCA 管理循环

某医院护理部发现本月压力性皮肤损伤发生率呈上升趋势,针对该问题,护理部应用 PDCA 管理循环展开质量管理工作。

P:计划阶段

1. 找问题　压力性皮肤损伤发生率升高 5%。

2. 找原因　通过应用头脑风暴法,绘制鱼骨图,从人、机、料、法、环、测等方面找出了诸多因素,又经投票法确定了下面几个原因:①护士在思想上对带入压力性皮肤损伤的护理重视程度不够;②护士所掌握的压力性皮肤损伤防控知识及相关技术更新不及时;③科室缺少对难免性压力性皮肤损伤的患者所用的床、防护设备(专用床垫)及预防压疮的敷料;④护理人力严重不足,忙于治疗性护理操作多,基础护理落实率及合格率降低了;⑤未严格执行中高危患者皮肤交接班制度;⑥管理制度不够完善;⑦健康教育未做到充分告知,陪护人员履职能力不足;⑧患者入院时局部组织已有不可逆损伤;⑨院方对护士的在职培训力度及方式方法欠缺。结合实际情况,遵循三现原则,确定②、③、④、⑦是发生压疮的主要原因。

3. 确定目标　三个月内压力性皮肤损伤发生率降低 50%。

4. 计划措施　①完善"护理部—护士长—各病区压疮管理员"三级管理网络,实行压疮上报制度;②健全压力性皮肤损伤的防控及上报管理制度;③重视责任护士对中高危患者实施压疮健康教育;④强调管理者不定期进行压疮护理的督导;⑤组织护士定期培训压力性皮肤损伤的知识和防控技能,包括理论教学、操作模拟教学、临床见习,以提高其对压疮的正确识别、预防、处理及健康教育能力,同时增加考核环节;⑥认真落实"六勤一好";⑦每月组织压疮案例讨论,科室之间相互学习压力性皮肤损伤管理心得,分享经验。

D:实施阶段

依据计划措施组织各临床科室执行,回答 5W1H。

C:检查阶段

各病区压力性皮肤损伤护理质量小组对计划措施落实情况不定期进行检查,3 个月后分析结果显示压力性皮肤损伤发生率降低了 60%,达到预期目标。

A:处理阶段

该轮质量管理完成,并总结经验,将新的管理制度、操作方法和考核奖惩办法形成制度,贯彻执行。避免此问题再次上升。对本次 PDCA 管理循环发生的新的质量问题进入下一轮的 PDCA 管理循环。

三、临 床 路 径

临床路径（clinical pathway）是将医疗护理服务按时间顺序具体排列的路线图，是由临床医师、护士及支持临床医疗服务的各专业技术人员共同合作，为服务对象制定的标准化诊疗护理工作模式，同时也是一种医疗护理质量管理方法。其意义是实施临床路径管理将保证患者所接受的治疗项目精细化、标准化、程序化，减少治疗过程的随意化；提高医院资源的管理和利用，加强临床治疗的风险控制；缩短住院周期，降低费用。

（一）临床路径的组织管理

开展临床路径工作的医疗机构应当成立临床路径管理委员会，由医院院长和分管医疗工作的副院长分别担任正、副主任，相关职能部门负责人和临床专家任成员。指导评价小组由分管医疗工作的副院长任组长，相关职能部门负责人任成员。实施小组由实施临床路径的临床科室主任任组长，该临床科室医疗、护理人员和相关科室人员任成员。实施小组设立个案管理员，由临床科室具有副高级以上技术职称的医师担任。

（二）临床路径的实施

1. 准备阶段　主要工作有：①文献探讨；②申请和授权临床路径试点；③组建监督委员会；④组建临床路径发展小组（CPDT），设计临床路径表；⑤选择进入临床路径的对象；⑥制定变异表及变异号码系统；⑦医护人员及相关协作人员的教育和培训；⑧确定临床路径效益评价指标。

2. 执行阶段　医、护、技等相关部门按临床路径表的标准化流程共同合作完成治疗护理计划。

3. 评价阶段　主要工作有：①收集、汇总各项数据，并作统计学分析；②评价各指标是否达到预期结果；③做变异分析，查找变异原因，改进方案。

（三）临床路径的变异处理

临床路径的变异是指患者在接受诊疗服务的过程中，出现偏离临床路径程序或在根据临床路径接受诊疗过程中出现偏差的现象。变异的处理应当遵循以下步骤：

1. 记录　医务人员应当及时将变异情况记录在医师版临床路径表中，记录应当真实、准确、简明。

2. 分析　经治医师应当与个案管理员交换意见，共同分析变异原因并制定处理措施。

3. 报告　经治医师应当及时向实施小组报告变异原因和处理措施，并与科室相关人员交换意见，并提出解决或修正变异的方法。

4. 讨论　对于较普通的变异，可以组织科内讨论，找出变异的原因，提出处理意见；也可以通过讨论、查阅相关文献资料探索解决或修正变异的方法。对于临床路径中出现的复杂而特殊的变异，应当组织相关的专家进行重点讨论。

（四）临床路径护理

临床路径护理是针对特定的患者群体，以时间为横轴，以护理措施为纵轴的日程计划表；也是从生物、心理、社会等方面为每位患者制定最全面的个体化服务的流程图，是有预见性地进行工作的依据。

1. 路径护理内容　患者入院后，首先由当班责任护士将专用的临床路径表交给患者，并按照表中内容对患者进行详细介绍，解释可能发生的各种问题，取得患者的理解和配合；每日每班责任护士按照当日的临床路径内容观察病情，每次所完成的工作须用"√"标识，保证以患者为中心做具体、深入、细致的临床护理工作。

2. 路径护理管理　护士长作为管理者，负责临床路径的成效管理，参与变异分析和效果评价；责任护士组长负责指导责任护士，核对每天的进度和结果；责任护士则每日按照路径上的指示，根据患者的需要进行评估、评价，及时报告变异情况，力求早日使病情发展回到路径上来。

3. 路径护理表格的应用　病情有特殊变化时用"×"在路径表内注明，也只有出现"×"后，才要在护理记录栏内分析、记录有关问题。其余无特殊变化时，在路径表相应内容上标"√"即可。这种表格化模式最能提醒护士全面、准确及时地观察病情变化，提高工作效率，减少护理差错。

四、品　管　圈

品管圈（quality control circle，QCC）又称 QC 小组或质量管理小组。品管圈是由 PDCA 循环延伸发展出的品管工具，作为一种持续质量改进的运作方式，已不断融入医院细节管理中。品管圈就是由在相同、相近或有互补性质工作场所的人们，自动自发地组合成数人一圈的活动团体，通过团队合作、集思广益，按照一定的活动程序，运用科学统计工具及品管手法，来解决工作现场、管理、文化等方面所发生的问题及课题。

（一）品管圈的类型

1. 现场型　以现场管理改善为核心。
2. 攻关型　以技术或工艺课题攻关为核心。
3. 管理型　以改善管理质量和水平为核心。
4. 服务型　以改善服务质量为核心。
5. 创新型　以工作创新为核心，涉及技术、管理、服务等工作。

（二）品管圈活动的目的

1. 增加员工自主发现工作中问题的能力。
2. 提升组织解决问题的能力。
3. 管理活动由"点"至"面"，许多小改善累积成大改善，组织获得许多有形的改善效益。

4. 全体组织上下一体、团结和谐。

5. 创建尊重人性的组织环境。

（三）品管圈的组建

同一工作场所或工作性质相关联的人员组成圈，人员上至高层、中层管理干部、技术人员、基层管理人员，下至普通的员工。一般由 5～12 人组成，有圈长、圈员、辅导员等分工，各司其职，共同参与。品管圈是由各级员工自发组成，通常高层领导不宜强制员工实施品管圈活动，只提供实施活动的条件和奖励机制。每次品管圈活动都会有一个明显的主题，主题范围广泛多样。圈组织要决定适合每一个圈员的职责和工作分工；选出圈长；由圈长主持圈会，并确定一名记录员，担任圈会记录工作；以民主方式决定圈名、圈徽；圈长填写"品管圈活动组圈登记表"，成立品管圈，并向 QCC 推动委员会申请注册登记备案。

（四）品管圈成员的职责

1. 辅导员职责　①创造使品管圈能自主活动的气氛及环境；②担任品管圈组成的催化及协助工作；③对圈活动计划予以指导及建议。如改善主题的提示与指引，进度的控制、改善过程的协助，参与圈的集会，倡导品管圈活动。

2. 圈长职责　①圈长为圈的代表人，是全体圈员的代表；②领导圈员积极参与活动；③统一全体圈员的意志、观念、做法；④圈活动计划的拟订与执行；⑤率先接受教育，自我能力提升；⑥培养后继圈长人选；⑦向上级报告活动状况，并参与指导活动。

3. 圈员的职责　①积极参与圈的活动；②积极发言，提出自己意见、创意；③服从群体意见，从事改善活动；④接受教育，设法提升自己的能力；⑤遵守已制定的标准从事工作；⑥通过圈建立良好的人际关系；⑦以"圈"为荣。

（五）品管圈活动的基本步骤

品管圈活动基本程序遵循 PDCA 循环，依序为选定主题、拟定计划、现况把握、目标设定、解析、拟定对策、实施对策、确认成果、标准化、检讨与改进 10 个步骤进行（图7-3）。

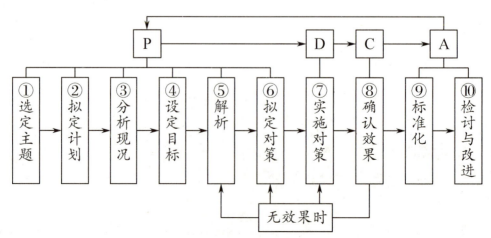

图 7-3　PDCA 循环与品管圈活动基本步骤

1. 选定主题　圈活动必须围绕一个明确的活动主题进行。题目来源可依据身边的问题，如日常感觉困扰、上级反复强调和关注的问题，上级主管指定等选定主题。每人提出 3～8 个问题点，并列出问题点一览表。以民主投票方式产生活动主题，主题的选定以品管圈活动在 3～6 个月能解决为原则；说明衡量指标的定义和计算公式；提出选题理由。明确的主题应包含三项元素：①动词(正向或负向)＋②名词(改善的主题)＋③衡量指标。例如："降低＋门诊病人＋等候领药时间"；"提高＋住院患者＋满意度"。本阶段推荐使用头脑风暴法和投票法。

2. 拟定活动计划　按照 4 个步骤进行，一是预估各步所需时间；二是决定活动日程及圈员的工作分配；三是制定活动计划书，并取得上级核准；四是进行活动进度管控。制定活动计划及进度表时，使用甘特图，时间分配规则基本是 Plan 阶段占 30% 的时间；Do 阶段占 40% 的时间；Check 阶段占 20% 的时间；Action 阶段占 10% 的时间。可以根据实际情况和圈的经验及能力作适当调整。

3. 现况把握　决定收集数据的周期、收集时间、收集方式、记录方式及责任人，针对"三现原则"做好现场、现物及现实观察。制定查检表，把现状与标准的差距、不对的地方及变化加以观察和记录；收集的数据一定要真实，不得经过人为修饰和造假。归纳出本次主题的特性。本阶段使用流程图、查检表、柏拉图等工具。

4. 目标设定　明确目标值，并和主题一致，目标值尽量要量化。公式：目标值＝现状值 −(现状值 * 改善重点 * 圈能力)。其中改善重点是现状把握中需要改善的特性的累计影响度，数值可根据柏拉图得到。目标设定一是可以通过查找文献、参考兄弟单位的标准或进行自我挑战。二是根据医院的方针及计划，并考虑目前圈能力，由全体圈员共同制定。此阶段要善用图表表达意义。如柏拉图、条形图、推移图等。

5. 解析　以头脑风暴、名目团体法或问卷调查的方式找出要因。要明确几个名词的含义，一是所有可能造成问题的因素都可称之为"原因"；二是根据经验或投票所圈选出来的原因称为"要因"，但这些要因并没有经过现场数据收集等方式来加以验证；三是到现场针对现物进行数据收集，所验证出来的真正原因，也就是用数据圈出来的原因是真因。真因的确认对于品管圈活动极为重要，否则，对以后的"拟定对策"有重大影响，对策不针对真因提出的，结果的有效性无法保证。常用工具：特性要因图(鱼骨图)、根本原因分析法(RCA)、5why 分析法。

 知识拓展

5why 分析法

5why 分析法就是对一个问题连续以 5 个"为什么"自问，以追究该问题的根本原因。5why 分析法也称为丰田五问法，最初是由丰田佐吉提出的。有一次，大野耐一在生产上发现在线的机器总是停转，虽然修过多次但仍不见好转。于是，大野耐一与工作人员进行了以下的问答：

1. 问：为什么机器停了？答：因为超负荷了，保险丝就断了。
2. 问：为什么超负荷？答：因为轴承的润滑不够。
3. 问：为什么润滑不够？答：因为润滑泵吸不上油来。
4. 问：为什么吸不上油来？答：因为油泵轴磨损了、松动了。
5. 问：为什么磨损了呢？答：因为没有安装过滤器，混进了铁屑等杂质。

经过连续 5 次不停地问"为什么"，才找到问题的真正原因和解决的方法，在油泵上安装了过滤器。如果我们没有这种追根究底的精神去发掘问题，我们很可能只是换一根"保险丝"草草了事，真正的问题还是没有解决，问题往往反复发生。

5why 法的关键所在是鼓励解决问题的人要努力避开主观或自负的假设和逻辑陷阱，从结果着手，沿着因果关系链条，顺藤摸瓜，直至找出原有问题的根本原因。使用时不限定只做"5 次为什么的探讨"，有时可能只要几次，有时也许要十几次，必须找到根本原因为止。

6. 拟定对策 针对要因或真因来思考对策；评价改善对策，依据可行性、经济性、圈能力等指标进行对策选定；对策内容为永久有效对策，而非应急对策；拟定实施顺序及时间并进行工作分配；对策拟定后需经上级同意后方可实施。常用工具为头脑风暴法、系统图法、80/20 原则。

7. 实施对策 执行对策，转动 PDCA 循环，实施中要密切注意实施状况，发现有反效果或异常时，应立即停止，改用其他对策。

8. 确认效果 将实施结果与改善目标加以比较，注意衍生效果。成果可分为两种：一种是有形成果，它是直接的、可定量的、经过确认的效果。目标达成率 ＝[（改善后数据－改善前数据）÷（目标设定值－改善前数据）]×100%；进步率 ＝[（改善后数据－改善前数据）÷改善前数据]×100%；目标达成率 100%±10% 是不错的；目标达成率高于 50% 或低于 80% 者应提出说明。有形成果确认可用柱状图、推移图和柏拉图来直观表示；另一种是无形成果，它是间接的、衍生的、无形的效果，可用文字条例的方式表示，也可用更直观的雷达图评价法表示。

9. 标准化 效果确认后，若对策有效，需将改善后的操作方法加以标准化，建立作业标准书，目的是维持效果。通过持续教育与训练的方式使部门内所有同事都知晓、遵守进而加以落实，并持续进行监控，转化成日常管理项目，以防问题再度发生。

10. 检讨与改进 以上各项步骤均须持续检讨及改进，将改善过程作全盘性的反省及评价，明确残留的或新发生的问题，检讨过程中存在的优缺点，明确今后努力的方向。今后的计划具体整理出来做成活动报告书，呈报上级主管确认、定期检查，追踪本次标准化的遵守情况，是否有维持预计的效果。

五、标准化管理

（一）标准

标准是对重复性事物或概念所做的统一规定，它以科学技术和实践经验的结合成果为基础，经有关方面协商一致，由主管机构批准，以特定形式发布作为共同遵守的准则和依据。须以文件的形式表现出来，有据可查。标准一旦确定，就具有法规的作用，对于执行标准的任何人都具有法规性的约束力。

（二）护理质量标准

护理质量标准是依据护理工作内容、特点、流程、管理要求、护理人员及服务对象特点、需求而制定的护理人员应严格遵守的护理工作准则、规定、程序和方法。是衡量护理质量的准则，是护理实践的依据，也是质量管理的基础。根据管理过程结构分为要素质量标准、过程质量标准和终末质量标准，三者是不可分割的。

（三）标准化

标准化是科学地制定标准和贯彻执行标准的全部活动过程，包括制定标准、执行标准和修订标准3个程序。

（四）标准化管理

标准化管理是把标准化贯穿于管理全过程，以增进系统整体效能为宗旨，提高工作质量与工作效率为根本目的的一种科学管理方法。在实施标准化管理过程中，应遵循一切活动依据标准、一切评价皆以事实为准绳的原则。

（五）护理标准体系

护理标准体系是指为实现护理管理标准化，将各部门分散的护理标准按内在联系分类组合成完整的标准系列，从而使各部门之间建立起相互联系、相互依存、相互制约、相互补充的标准体系。一般来说，护理标准体系纵向包括4个层次：国际标准体系、国家标准体系、地方标准体系、医院标准体系。

（六）护理质量标准的分类与内容

根据 ISO 9000 国际质量认证要求划分为 4 大类：护理技术操作质量标准、护理管理质量标准、护理文书书写质量标准及临床护理质量标准。

 知识拓展

国际标准化组织

国际标准化组织（international organization for standardization, ISO）是非政府性的各国标准化团体组成的世界性联合会，下设许多专业技术委员会，负责起草标准。其标准是在总结世界发达国家先进质量管理和质量保证经验的基础上编制发布的一套实用而有效的管理标准。

1. 护理技术操作质量标准　包括基础护理技术操作质量标准和专科护理技术操作质量标准。

总标准：①严格执行"三查七对"和操作规程，操作熟练。严格遵守无菌操作原则。②用物齐全，用药无误，操作正确、及时、安全、节力，每一项护理技术操作的质量标准可分为三个部分，即准备质量标准（包括护理人员准备、患者准备、环境准备和物品准备）、过程质量标准（操作过程中的各个步骤）、终末质量标准（操作完成后达到的效果）。③实施以患者为中心的整体护理，体现人文关怀（表7-1）。

表7-1　静脉输液的质量标准

准备质量标准	过程质量标准	终末质量标准
1. 护士洗手戴口罩	1. 携用物至床前，核对患者与用药	1. 符合无菌操作原则
2. 备齐用物	2. 排尽空气	2. 符合操作规程
3. 严格"三查七对"，核对输液卡、医嘱单、药物	3. 合理选择静脉	3. 操作熟练，按时完成
4. 按医嘱备药，掌握配伍禁忌	4. 扎止血带，消毒皮肤，取下护针帽，冲洗针头	4. 注射部位无渗液、无疼痛
5. 核对患者，向患者做好解释工作，嘱排尿、取舒适体位	5. 穿刺成功，松止血带、松止流夹、松拳	5. 能应急处理输液反应及排除障碍
	6. 固定针头（敷贴或胶膏）	6. 患者满意
	7. 根据病情，调节输液滴速，填写输液卡	7. 清理用物，整理床单
	8. 输液中及时更换或添加溶液	
	9. 经常观察输液是否通畅，有无输液反应	
	10. 拔针	

计算公式：

$$护理技术操作合格率 = \frac{考核护理技术操作合格人次}{考核护理技术操作总人数} \times 100\%$$

标准值：90%～95%。

2. 护理管理质量标准　医院实行护理部、科护士长、护士长三级管理，或总护士长、护士长二级管理制度。病房、门急诊、ICU、NICU、产房、手术室、供应室、血液净化中心、腔镜中心及介入中心等科室是护理的基本单位。

（1）护理部管理质量标准：①有健全的领导体制及管理制度，管理目标明确；②有年计划、季计划、月计划，有达标措施；③有健全的全院通用的护理管理制度；④建立健全护理人员技术档案；⑤落实护理质量检查标准和质量控制措施；⑥有计划、有目标地培养护理人员；⑦开展护理教学和科研工作；⑧明确护理部主任、科护士长、护士长、护士、护理员等工作职责、考核标准并定期考核；⑨有护士行为素养规范。

（2）病室护理工作质量标准：包括病室管理、基础护理与重症护理、无菌操作与消毒隔离、岗位责任制、护士素质等质量标准。①病室管理：病室清洁、整齐、安静、舒适；病室规范，工作有序；病室陪伴率符合医院标准；贵重药、毒麻药有专人管理，药柜加锁，账物符合；预防医院感染和护理并发症的发生；有健康教育制度。②基础护理与重症护理：病情观察全面及时，掌握患者基本情况，如诊断、病情、治疗、检查结果及护理等；落实基础护理和专科护理，有效预防并发症，患者"六洁""四无"；各种引流管通畅，达到要求；晨晚间护理符合规范；急救物品齐全、抢救技术熟练，医嘱执行准确及时；做好监护、抢救护理及护理记录。③无菌操作与消毒隔离：所有无菌物品均注明灭菌日期，单独放置，确保无过期物品；各项无菌技术操作符合要求；一次性注射器、输液器等物品按规定使用；浸泡器械的消毒液浓度、更换时间及液量达到标准；消毒物品方法正确；治疗室、处置室、换药室定期消毒并做空气细菌培养，做好记录；有检测消毒、灭菌效果的手段；传染病患者按病种进行隔离；医疗垃圾使用黄塑料袋集中处理。

（3）门急诊护理工作质量标准：包括服务台工作、门诊管理及急诊管理。①服务台工作：工作人员礼仪行为规范，坚守岗位；分诊准确，做到传染病患者不漏诊。②门诊管理：各项工作制度健全；诊室清洁整齐，做好开诊前准备工作；组织患者候诊、就诊，配合医生诊疗工作，维护良好就诊秩序；进行健康教育。③急诊管理：急诊环境布局合理、物品陈设规范，急救药品、器材时刻保持性能完好；各项规章制度健全；有健全的抢救组织，分工明确，做到人在其位，各尽其责；有严格的时间观念，出诊迅速、用物齐全、记录完整、配合熟练；熟悉常见抢救预案，有过硬的基本护理技术及抢救技术，能熟练操作抢救仪器和排除一般故障；对留观患者做到"四及时"；急诊手术室管理符合要求。

（4）手术室护理质量标准：①无菌操作和消毒隔离：严格执行无菌操作规程，有严格的消毒隔离制度并认真贯彻；定期进行细菌培养及对手术室空气、医护人员的手、物品进行监测；无过期无菌物品。②手术室管理：手术室应清洁、卫生、安静；工作人员的穿戴符合行业要求；有参观、实习人员管理制度。③手术室各岗位工作制度：有巡回护士和洗手护士的岗位职责及管理制度。

（5）供应室护理质量标准：①无菌操作和消毒隔离：所供应的灭菌物品均注明灭菌日期，无过期物品；定期抽样做细菌培养，监测灭菌效果；高压灭菌消毒室定期做空气培养；无菌、非无菌物品分开放置。②物品供应：各种物品能下收下送，收发无差错；物品灭菌达要求,无热源;物品种类齐全适用,质量合格;急救物品供应齐全、数量充足。

3. 护理文件书写质量标准 护理文件包括体温单、医嘱执行单、护理记录单、手术护理记录单等。书写标准:①护理记录书写应客观、准确、及时、完整、简要、清晰;②使用碳素或蓝黑色水笔书写;③病情描述确切,动态反映病情变化,重点突出,医学术语运用准确;④字迹清晰、端正、无错别字,不得用刮、粘、涂等方法掩盖或去除原字迹;⑤体温单绘制清晰,不间断、无漏项;⑥执行医嘱时间准确,双人签名。

计算公式:

$$护理文件合格率 = \frac{书写合格份数}{抽查护理文件份数} \times 100\%$$

标准值:90%～95%。

4. 临床护理质量标准 包括分级护理质量标准、急救物品质量标准、基础护理质量标准和消毒灭菌质量标准。

(1)分级护理质量标准:①特级护理:设专人24小时护理,备齐各种急救药品、器材;制定并执行护理计划,严密观察病情;正确及时做好各项治疗、护理,并建立特护记录;做好各项基础护理,患者无并发症发生。②一级护理:按病情需要准备急救用品,制定并执行护理计划,每小时巡视,密切观察病情变化,做好记录;并做好基础护理,无并发症发生。③二级护理:每2小时巡视患者,观察病情变化,能根据医嘱正确实施治疗、给药措施;能根据患者病情正确实施护理和安全措施,提供护理相关健康指导。④三级护理:每3小时巡视患者,观察病情变化,能正确实施治疗、给药措施,提供护理相关健康指导。

计算公式:

$$特护、一级护理合格率 = \frac{特护、一级护理合格数}{抽查特护、一级护理患者总数} \times 100\%$$

标准值:90%以上。

(2)急救物品质量标准:急救物品及药品,完整无缺处于备用状态。做到及时检查维修、及时领取,定专人保管、定期检查核对、定点放置、定量供应、定期消毒。合格率达100%。

计算公式:

$$急救护理合格率 = \frac{急救物品完好件数}{抽查急救物品总件数} \times 100\%$$

标准值:100%

(3)基础护理质量标准:包括晨晚间护理、口腔护理、皮肤护理、出入院护理等。标准为:患者清洁、整齐、舒适、安全、安静等。

计算公式:

$$基础护理合格率 = \frac{基础护理合格人数}{抽查基础护理人数} \times 100\%$$

标准值：85%～90%。

（4）消毒灭菌质量标准：①有负责消毒隔离的健全的组织机构，有预防院内感染的规定和措施，有监测消毒灭菌的技术手段；②严格区分无菌区及非无菌区，无菌物品必须在无菌专用柜内储存，有明显标签，注明时间；③熟练掌握各种消毒方法及消毒液的浓度及用法；④手术室、供应室、产房、婴儿室、治疗室、换药室等定期做空气培养；⑤应用紫外线空气消毒应有登记检查制度；⑥各种无菌物品灭菌合格率100%，一次性物品"五个一"执行率100%。

第三节　护理质量评价

护理质量评价是对预定护理目标是否实现和实现程度做出判断的过程，是护理管理中的控制工作之一，贯穿于护理工作的全过程。通过质量评价可以客观地反映护理质量和效果，确定问题发生的原因，制定质量改善策略，进行持续改进，不断提高护理质量。

护理质量评价是一个系统工程。评价主体包括由患者、工作人员、科室、护理部、医院及院外评审机构组成的系统；评价客体包括由每个技术项目、每个护理病例、每位护士、每个科室或整个医院构成的系统；评价过程是收集资料、资料与标准的比较、做出判断的系统过程。

一、护理质量评价的内容

（一）护理人员的质量评价

护理人员的素质、行为表现直接影响护理质量的优劣，故应不定期或定期对其进行评价，评价内容一般包括人员基本素质、护理行为过程、护理行为结果3个方面。

1. 基本素质评价　从思想政治素质、道德素质、业务素质、职业素质四方面来综合评定。从平时医德表现及业务行为考核道德素质及职业素质；从技能考核、理论测试等项目考核业务素质。

2. 行为过程评价　主要是对护理活动的过程质量进行评价。考核护士在护理全过程的各个环节是否体现以服务对象为中心的思想，是否贯彻服务对象至上的服务宗旨，是否严格执行各项规章制度和操作流程。

3. 行为结果评价　是对护理服务结果的评价。如护理活动和服务效果评定、工作绩效评定等。

对护理人员质量评价内容多为定性资料，不易确定具体数据化标准，可进行综合评价，以求获得较全面的护理人员服务质量评价结果。并通过信息反馈来指导护理人员，明确完成护理任务的具体要求和正确做法。

（二）临床护理活动的质量评价

对临床护理活动的评价就是衡量护理工作目标完成的程度，衡量患者得到的护理效果。根据评价的阶段和内容分为3种类型。

1. 基础质量评价　即要素质量评价，主要着眼于执行护理工作的基本条件，可用现场调查、考核、问卷调查、查阅资料等方法进行评价。具体内容如下：

（1）护理质量控制组织机构：根据医院的规模，建立二级或三级质控体系，包括护理部、大科、护理单元的质量监控组，采用逐级控制；制定统一的护理质量控制指标及评价标准；成立护理专科质量管理小组，定期或不定期地进行质量控制活动。

（2）环境：病区布局合理，各护理单元清洁、整齐、舒适、安全，患者床单位物品配备齐全，符合《综合性医院评审标准》。

（3）药品器材：物资实施定置管理，定位、定量、定容，保证供应；器械、仪器设备齐全、性能完好，处于100%备用状态。

（4）人力资源：护理人员的数量、学历结构、专业构成、床护比、医护比、在职护理人员培训率、职称符合医院分级管理要求。病区护理人员组成结构符合岗位需求、排班模式符合病区工作需求。

（5）技术：能开展医院业务项目及新技术新业务要求。

（6）其他：各项工作质量标准和质量控制标准、各种规章制度、护理常规、操作规程等齐全。

2. 环节质量评价　即过程质量评价，评价主要针对护理工作过程中操作程序各环节、管理环节等。具体包括以下内容：

（1）服务流程：以服务对象为中心，开展主动服务，如门急诊患者的就诊服务流程，出入院患者的服务流程，住院患者的各种检查、治疗和生活护理、消毒隔离、医院内感染的管理等。

（2）整体护理的开展情况：应用护理程序组织临床护理活动，采取有效的护理措施，解决现存的和潜在的健康问题。护理技术操作按标准、规范的程序进行。

（3）医嘱执行情况：医嘱执行准确率，临时医嘱执行及时情况。

（4）评估病情及患者对治疗的反应：是否根据病情的动态变化修改护理计划、及时做好护理记录等。

（5）心理护理及健康教育的数量及质量。

（6）护理安全的管理。

（7）与后勤及医技部门的关系协调情况。

环节质量评价方法主要是现场检查。一般采用5种评价方式：一是护理人员自我评价；二是同科室护理人员相互评价；三是护士长检查监督评价；四是科护士长指导评价；五是护理部综合评价。

常用定量评价指标有：①护理技术操作合格率；②基础护理合格率；③特级护理、一级护理合格率;④各种护理表格书写合格率;⑤一人一针一管执行率;⑥常规器械消毒灭菌合格率。

3. 终末质量评价 即结果质量评价,主要是评价护理活动的最终结果和护理服务结果对服务对象的影响,也就是服务对象所得到的护理效果的综合质量。常用一些指标来评价终末质量,如不良事件发生率、患者及社会的满意度、给药差错发生率、置管患者非计划拔管率、患者跌倒发生率、压力性皮肤损伤发生率、留置尿管相关泌尿系感染发生率、呼吸机相关性肺炎发生率等。

基础质量、环节质量、终末质量三方面评价是不可分割的整体,反映了护理工作的全面质量要求。临床上一般采用三者相结合来评价,即综合评价。

二、护理质量评价的形式

1. 自我评价与他人评价 自我评价是由本人或本单位对自己的工作进行自我评价和总结,以纠正工作中的偏差。他人评价包括院内与院外评价,同级护理人员、同事间相互评价是院内评价;由上级主管部门组成评审组、患者和患者家属进行评价是院外评价。

2. 全程评价与重点评价 全程评价就是对护理活动全过程进行分析评价,主要是检查护理各方面的整体情况,找出普遍存在的问题和需要改进的方面,为进一步修订质量标准指明方向。重点评价是对某单项质量评价,如技术操作考核、护理文书书写质量、病区管理、服务质量等单项质量评价,这种质量评价所需时间短,分析仔细,易于发现问题,及时提出解决问题的方法,采取补救或纠正措施。

3. 事前评价与事后评价 事前评价是在标准实施前进行评价,找出质量问题,明确实施标准应重点解决的问题。事后评价是在某项标准实施后进行的评价,为质量改进指明方向。

4. 定期评价与不定期评价 定期评价是按规定时间进行评价,如周评价、月评价、年评价。不定期评价是随机的,不按规定时间进行,真实性较强,是在无事先准备状态下所做的评价,能真实地反映质量问题。

在实际工作中,可将多种形式合理结合,弥补不同评价形式的不足,以求全面、全方位、全角度的发现质量问题。同时在评价过程中要注意避免光圈效应(晕轮效应)、触角效应、暗示效应、后继效应、自我中心效应等问题。

第四节 护理业务技术管理

护理业务技术管理是按护理技术工作的特点和规律对护理专业范围内的业务技术活动进行计划、组织、协调和控制,使其及时、准确、可靠、安全、先进、有效地服务于临床,达到高质量、高效率地完成护理目标的管理活动过程。

一、护理管理制度

护理管理制度是长期护理工作实践经验的总结，反映护理工作的客观规律。是处理各项工作的标准和检验护理工作质量的依据，也是提高医疗护理质量，减少和防止护理差错事故发生，改善服务态度的重要保证。

（一）护理管理制度的制定原则

1. 目的与要求明确　任何一种护理管理制度的建立，都应坚持从患者的利益出发，满足患者需要的指导思想。

2. 文字简明扼要、易于理解记忆　力求文字精练、条理清晰、重点突出、内容完善、职责分明。

3. 共同参与、领导审定　制定新的制度，必须由管理者和执行者共同参与，反复思考讨论，拟订出草案，经临床试行后，再组织护理专家研讨修订，报医院审批执行。

4. 实践为基础、不断完善　护理管理制度是以实践为基础，不断发展变化的，应及时进行补充修订，才能保证护理管理能够有效地进行。

（二）护理管理制度的分类

护理管理制度分为岗位职责制度、一般护理管理制度和护理业务部门的工作制度。

1. 岗位职责制度　岗位职责是护理管理制度的重要制度之一。它明确了各级护理人员的岗位职责和工作任务。护理工作按照个人的行政职务和业务技术职务，制定不同的护理工作岗位职责。主要包括：护理副院长职责、护理部主任（总护士长）职责、科护士长职责、护士长（副护士长）职责、主任（副主任）护师职责、主管护师职责、护师职责、护士职责、护理员职责等。

2. 一般护理管理制度　是指护理行政管理部门与各科室人员需共同贯彻执行的有关制度。主要包括：出入院制度；患者及探陪人员管理制度；患者安全管理制度；分级护理制度；执行医嘱制度；抢救制度；查对制度；物品、药品、器械管理制度；消毒隔离制度；护理查房制度；护士长总值班制度；值班、交接班制度；差错事故管理制度；医疗文件管理制度；会议制度；饮食管理制度及健康宣教制度等。

3. 护理业务部门的工作制度　是指护理业务各部门各级护理人员需共同遵守和执行的工作制度。主要包括：病室工作制度；门诊工作制度；急诊科（室）工作制度；治疗室工作制度；换药室工作制度；手术室工作制度；分娩室工作制度；母婴室工作制度；供应室工作制度；烧伤病房工作制度；监护病房工作制度等。

（三）护理管理制度的实施要求

1. 建立技术管理组织体系　建立健全护理组织指挥体系，明确管理权限，落实管理责任，保证业务技术管理的正常运行。

2. 加强思想教育　定期组织各级护理人员进行学习，掌握各项规章制度，提高执行规章制度的自觉性,树立严谨的工作作风。

3. 在职人员继续教育　定期组织在职护理人员培训学习,加强"三基"训练,即基础理论、基本知识、基本技能的训练,提高护理专业理论水平和实践技能。掌握护理学科和相关学科的新进展,明确各项制度的科学依据,确保实施制度的完整性和准确性。

4. 加强监督检查　各级领导要经常深入临床第一线,多督促、多检查,对重点事、重点时间进行重点管理,确保人人、事事处于管理之下。

5. 加强后勤保障　不断改善医疗条件和就诊、治疗环境,创造一个有利于病人治疗和康复的环境,以保证护理工作的正常运行。

6. 管理手段现代化　运用现代化的管理手段提高管理水平和效能。

二、基础护理管理

(一)基础护理的概念

基础护理就是临床护理工作中各科通用的、常用的、具有普遍性的基本理论、基本知识和基本技能。可满足患者基本生活、心理、治疗和康复的需要,是专科护理的基础,是每个护理人员都必须掌握的。基础护理质量是衡量医院管理水平和护理质量的重要指标。

(二)基础护理的内容

1. 一般护理技术　如出入院护理、各种床单位的准备、生活护理、精神护理、饮食护理、晨晚间护理、生命体征的测量、各种给药技术、无菌技术、消毒隔离技术、各种标本的采集、病情观察、尸体料理、医疗文件处理、护理文件的书写等。

2. 常用抢救技术　临床常用抢救技术很多,如输液、输血、给氧、吸痰、洗胃、止血包扎、心肺复苏术、人工呼吸机使用、心电监护、骨折固定、急救药物的应用等,以及护理人员在急救过程中单独承担或与其他医务人员配合的业务技术。这些抢救技术是急救护理中常用的,但也属于基础护理技术的范畴。

3. 一般护理常规　如发热患者护理常规、昏迷患者护理常规、危重患者护理常规等。

(三)基础护理管理的主要措施

1. 强化护理人员教育　基础护理在护理工作中应用次数多、范围广,易产生工作倦怠,只求技术过得去,不求技术过得硬,不能满足患者的超预期需求。因此,要强化对护理人员的教育,不断提高其对基础护理重要性的认识。

2. 制定基础护理技术操作规程　制定基础护理技术操作规程,一般包含操作流程图、操作要点和质量标准三部分。

3. 加强在职培训、重视考核　定期开展"三基"培训,并根据各科特点和护理人员的工作职责分别制定达标内容与标准值,加强检查与考核,使护理人员人人达标,熟练掌握每项技术的操作规程并自觉地应用于护理工作中,实现操作规范化,提高效率和质量,确保患者的安全。

4. 加强质量监控　定期或不定期组织科护士长、护士长进行基础护理质量检查，并注重征求患者和医生的意见，及时发现问题，并分析原因，依据要因解决问题，奖惩分明，保证各项基础护理工作达到质量要求。

三、专科护理管理

（一）专科护理的概念

专科护理是在基础护理的基础上结合各专科疾病特点而开展的特定的护理工作，使用范围窄，往往只限于某科室，甚至只限于某一疾病，包括专科护理理论和技术操作。随着医学科学的发展，各专科越分越细，新业务、新技术不断开展，专科护理也相应地向纵深发展。

（二）专科护理的内容

专科护理从性质上可分为疾病护理技术和专科治疗技术两类。

1. 疾病护理技术　包括各种专科疾病的护理，如高血压、糖尿病、皮肤病、烧伤、癌症等以及各种手术患者的护理。

2. 专科治疗技术　包括各种功能试验、专项治疗和护理技术，都需要借助某种工具或仪器进行，如中心静脉压测量、泪道冲洗技术、血液透析护理技术等。

（三）专科护理管理的主要措施

1. 制定专科疾病护理常规　根据专科疾病的特点，制定各专科疾病护理常规、治疗技术护理规程，要求内容科学严谨，并且根据疾病诊疗的发展和新技术开展不断补充完善。

2. 培训学习　护理管理者应定期组织专科护理知识的学习和各专科诊疗技术培训，使专科护理人员掌握专科护理常规、业务技术特点。尤其需要学习新仪器的使用和抢救技术操作，并建立专科护理技术检查、考核制度。

3. 仪器设备的管理　对专科诊疗仪器设备需做到专人负责，定点存放，定期检查和维修。护理人员要懂得仪器的基本原理，了解其性能，熟练掌握操作程序和注意事项，能排除一般性故障。

4. 贯彻落实整体护理　护理人员应贯彻落实以患者为中心的整体护理，运用护理程序，为服务对象解决健康问题，及时开展宣传教育和自我保健指导，以利其早日康复，预防并发症的发生。

5. 建立健全专科护理质量评价体系　完善的质量评价体系和制度是提高专科护理水平的重要保证。各层次护理人员既要参与实际护理工作，又要善于发现问题，重视实践经验的积累和创新，不断进行护理研究，发展专科护理。

四、新项目、新技术的护理管理

（一）新项目、新技术的概念

新项目、新技术是指在国内外医学领域新开展的项目以及取得的新成果，或在本单位尚未开展过的项目和方法。如新的诊断技术、检查方法、治疗手段、护理方法及新的医疗护理仪器设备的临床应用等。新项目、新技术的引进和开发是护理事业不断向前发展的源泉，也是医院护理学术水平的具体反映。因此，应通过各种手段培养和激励护理人员开展新技术、新知识、新理论的研究，推动护理学科的发展。

（二）新项目、新技术的管理措施

1. 成立审核组织　成立护理新业务、新技术管理小组，对拟引进的新项目、新技术开展充分的论证，详细了解其社会意义、经济价值，保证所引进开展的新项目、新技术的先进性、可行性、实用性。

2. 制定准入审批管理制度　护理新项目、新技术在使用之前，应先报送护理部初审，经过护理新项目、新技术管理小组和院内外专家鉴定通过，方可准入使用。

3. 组织培训　对已确定开展的新业务、新技术要组织护理人员学习、培训，通过培训，明确目的、要求，掌握操作规程、注意事项等，考核达标后方可实施。

4. 建立资料档案　新项目、新技术的资料档案，包括设计、文献、应用观察和总结等，应及时进行整理并分类存档。

5. 总结经验　在开展新项目和新技术的过程中，要反复实践，不断总结经验，实事求是地评价其效果，并在实践中不断改进、有所创新。

> **本章小结**
>
> 　　本章学习重点是质量、质量管理、护理质量管理的相关概念，护理质量管理的方法，护理质量评价的内容，护理质量标准的分类与内容等。学习难点是护理质量管理的基本方法，如全面质量管理法、临床路径管理法、PDCA 管理循环及品管圈等在护理质量管理中的应用。在学习过程中注意将所学内容、管理技术及方法与现实学习、生活相结合，实践管理方法及应用管理工具，提高运用知识解决问题的能力。

（张艳秋　易　娜）

❓ 思考与练习

1. 质量、护理质量、护理质量管理的概念分别是什么？
2. 护理质量管理的原则是什么？

3. 护理质量管理的方法有哪些?
4. 护理质量评价的内容有哪些?
5. 护理业务技术管理由哪几部分组成?

第八章 | 护理与法

08章 数字资源

学习目标

1. 具有学法、懂法、守法、用法的意识,具有依法从事护理工作的职业素养。
2. 掌握护士执业的权利和义务,护士执业活动中的法律责任,依法执业问题。
3. 熟悉护理相关的法律法规和政策、护士执业注册的条件及患者的权利和义务。
4. 了解护理立法概况。
5. 学会运用护理相关法律法规预防、解决护理实践中的法律问题。

随着我国社会主义法制化建设的不断推进和社会主义法律体系的不断完善,各领域的法规体系日趋完善。护理人员担负着维护患者健康、保障生命安全、促进康复和减轻痛苦的重要责任,用法律规范职业行为,对提高护理质量、保障医疗安全,防范医疗事故、建立和谐护患关系有重要意义。因此,护理人员应学习与护理职业相关的卫生法律、法规,在职业行为中知法、守法和用法,掌握和运用各项医疗护理法规,正确履行岗位职责,保护护患双方的合法权益。

 工作情景与任务

导入情景:

某医院心内科病房,护士李某在指导实习生小王为患者进行静脉输液时,突然被人叫走,此时小王正在实施静脉穿刺,穿刺成功后,小王未松止血带直接离开病房。输液过程中,患者自诉"右手臂发麻、胀痛,液体滴注太慢"。护士李某在未查看患者的情况下,直接告诉患者是药物刺激所致,输液速度不宜过快。后来患者家属在为其上热敷时发现患者手臂上的止血带未松开,并告知护士李某,李某查看后嘱其家属继续进行热敷并观察。此事件李某未上报护士长和值班医生。2天后患者手背皮肤发紫,疼痛剧烈,被医生发现,护士李某才告知护士长此事。

工作任务:

1. 分析该事件的性质。

2. 如何杜绝事件的发生。

第一节　与护理工作相关的法律法规

一、卫生法体系与护理法

(一)卫生法体系

1. 卫生法的概念　卫生法是指由国家制定或认可的,并由国家强制力作保证,用以调整人们在卫生活动中的各种社会关系的行为规范的总和。卫生法是根据宪法的原则制定,主要涉及卫生活动中的权利与义务、行政责任与行政处罚等,是卫生监督的主要依据。卫生立法旨在维护国家安全,维护卫生事业的公益性,及时有效地控制突发性公共卫生事件,保障卫生事业健康有序地发展。

2. 卫生法体系　卫生法体系是法律体系的组成部分,目前我国卫生法还没有一部统一、完整的卫生法典,只有以公共卫生与医政管理为主的单个法律法规构成的一个相对完整的卫生法体系。卫生法体系主要由公共卫生与疾病防治法、医政法、药政法、妇幼卫生法、优生与计划生育法、职业病防治法、精神卫生法等组成,其中医政法与医疗行业关系最密切。

(二)护理法

1. 护理法(nursing legislation)的概念　护理法是指由国家制定的,用以规范护理活动及调整这些活动而产生的各种法律法规的总称。

2. 护理法的发展　护理立法始于20世纪。1903年美国首先颁布了《护士执业法》,1919年英国颁布了《英国护理法》,之后世界各国陆续建立了护理相关立法。

我国护理立法在新中国成立后逐步开展。1993年,卫生部颁布了《中华人民共和国护士管理办法》,从此建立了护士执业注册制度,规范了护士资格考试制度和护士执业许可制度。2008年1月,国务院颁布了《护士条例》,自2008年5月12日起正式施行,2020年3月27日根据《国务院关于修改和废止部分行政法规的决定》修订。《护士条例》首次以行政法规的形式规范护理活动,标志着我国护理管理工作正逐步走上规范化、法制化的轨道。

3. 护理法的意义　护理立法顺应了我国医疗卫生体制改革的要求,为规范医疗市场,保障护患双方权益起到了重要作用,具体表现为:

(1)保障护理安全:护理法为护理从业活动制定了一系列的法律法规,使护理管理有法可依,减少护理差错事故的发生,保障护理安全。

（2）最大限度保障护士的权益：通过护理立法，为界定护士地位、作用和职责范围提供了明确的法律依据，最大限度地保障了护士的权益，增强了护士崇高的护理职业使命感和安全感。

（3）有利于维护护理对象的合法权益：护理立法不仅保障了护士的权利，也以法律条文的形式向公众昭示了执业护士的资格、义务以及服务规范，保障了护理对象的合法权益。

（4）促进护理教育和护理学科的发展：护理法以法律的形式规范了护理教育体制与进程，促使护士不断学习和更新知识，有利于推动护理专业整体发展及护理学科向专业化、科学化、标准化发展。

二、我国与护理相关的法律法规

1.《护士条例》 包括总则、执业注册、权利和义务、医疗卫生机构的职责、法律责任和附则，共六章三十五条。《护士条例》旨在维护护士的合法权益，规范护理行为，促进护理事业发展，保障医疗安全和人体健康，使护士在执业活动中有法可依，有章可循。

2.《医疗机构管理条例》 明确规定了我国医疗机构管理的基本内容，医疗机构必须遵守的规范以及违反有关规定的法律责任，旨在加强对医疗机构的管理，促进医疗卫生事业的发展，保障公民健康。

3.《医疗事故处理条例》 分总则、医疗事故的预防与处置、医疗事故的技术鉴定、医疗事故的行政处理与监督、医疗事故的赔偿、罚则和附则，共七章六十三条。旨在正确处理医疗事故，保护患者和医疗机构及其医务人员的合法权益，维护医疗秩序，保障医疗安全，促进医学科学的发展。

4.《医疗废物管理条例》 明确了医疗废物管理的一般规定、医疗卫生机构对医疗废物的管理规范、卫生行政部门的监督管理职责以及医疗卫生机构违反本条例的法律责任。

5.《医院感染管理规范（试行）》 明确规定了医院感染管理组织与职责，医院感染监测的内容和要求，门诊、急诊治疗室、换药室、病房、产房、母婴室、新生儿病房（室）、ICU、血液净化室、消毒供应室、内镜科、检验科等医院重点科室部门的医院感染管理要求，明确了医院污物的管理要求。目的是加强医院感染管理，有效预防和控制医院感染，保障医疗安全，提高医疗质量。

 知识拓展

护理相关法规的种类

护理相关法规主要有以下三大类：

一、医疗卫生法律

医疗卫生法律是由国家主管部门通过立法机构制定的法律法令。如由全国人民代表大会常务委员会颁布的《中华人民共和国传染病防治法》《中华人民共和国母婴保健法》《中华人民共和国献血法》等。

二、行政法规

行政法规是根据卫生法，由政府或地方主管当局制定的规范性法律文件。如由国务院颁布的《医疗机构管理条例》《护士条例》《医疗事故处理条例》等。

三、行政规章

行政规章是国家行政机关依照行政职权所制定、发布的规定、办法、细则、规则以及由政府授权各团体自行制定的有关会员资格的认可标准和护理实践的规定、章程、条例等，如《医疗机构管理条例实施细则》《医疗机构病历管理规定》等。

除以上三类外，如劳动法、职业安全法以及医院自身所制定的规章管理制度，对护理实践服务也具有显著影响。

第二节　护士执业注册相关法律法规

护士执业注册的主要法规是《护士执业注册管理办法》，该办法于 2008 年 5 月 4 日经原卫生部部务会议讨论通过，自 2008 年 5 月 12 日起施行。2021 年 1 月 8 日根据《国家卫生健康委关于修改和废止〈母婴保健专项技术服务许可及人员资格管理办法〉等 3 件部门规章的决定》进行修订，2021 年 4 月 26 日发布生效。

一、护士注册管理机构与注册条件

（一）护士注册管理机构

《护士执业注册管理办法》第三条规定：国家卫生健康委负责全国护士执业注册监督管理工作。县级以上地方卫生健康主管部门是护士执业注册的主管部门，负责本行政区域的护士执业注册监督管理工作。第四条规定：省、自治区、直辖市卫生健康主管部门结合本行政区域的实际情况，制定护士执业注册工作的具体实施办法，并报国家卫生健康委备案。第五条规定：国家建立护士管理信息系统，实行护士电子化注册管理。第八条规定：申请护士执业注册，应当向批准设立拟执业医疗机构或者为该医疗机构备案的卫生健康主管部门提出申请。

（二）护士执业注册条件

1. 护士执业注册条件　《护士执业注册管理办法》明确规定，申请护士执业注册者，应当具备下列条件：

（1）具有完全民事行为能力。

（2）在中等职业学校、高等学校完成教育部和国家卫健委规定的普通全日制 3 年以上的护理、助产专业课程学习，包括在教学、综合医院完成 8 个月以上的护理临床实习，并取得相应学历证书。

（3）通过国家卫健委组织的护士执业资格考试。

（4）符合本办法第七条规定的健康标准。

护士执业注册申请，应当自通过护士执业资格考试之日起3年内提出；逾期提出申请的，除本办法第九条规定的材料外，还应当提交在省、自治区、直辖市卫生健康主管部门规定的教学、综合医院接受3个月临床护理培训并考核合格的证明。

《护士执业资格考试办法》由国务院卫生行政管理部门及人力资源社会保障部门制定。

2. 健康标准　《护士执业注册管理办法》第七条规定，申请护士执业注册，应当符合下列健康标准：

（1）无精神病史。

（2）无色盲、色弱、双耳听力障碍。

（3）无影响履行护理职责的疾病、残疾或者功能障碍。

二、首次注册与延续注册

（一）首次注册

《护士执业注册管理办法》规定，申请护士执业注册应当提交下列材料：

1. 护士执业注册申请审核表。

2. 申请人身份证明。

3. 申请人学历证书及专业学习中的临床实习证明。

4. 医疗卫生机构拟聘用的相关材料。

卫生健康主管部门应当自受理申请之日起20个工作日内，对申请人提交的材料进行审核、注册，发给国家卫生健康委统一印制的《护士执业证书》；对不符合规定条件的，不予注册，并书面说明理由。

（二）延续注册

护士执业注册有效期为5年。护士执业注册有效期届满需要继续执业的，应当在有效期届满前30日，向批准设立执业医疗机构或者为该医疗机构备案的卫生健康主管部门申请延续注册。护士申请延续注册，应当提交护士执业注册申请审核表和申请人的《护士执业证书》。注册部门自受理延续注册申请之日起20个工作日内进行审核。审核合格的，予以延续注册；审核不合格的，不予延续注册，并书面说明理由。

有下列情形之一的，不予延续注册：

1. 不符合本办法第七条规定的健康标准的；

2. 被处暂停执业活动处罚期限未满的。

医疗卫生机构可以为本机构聘用的护士集体办理护士执业注册和延续注册。

三、重新申请注册

有下列情形之一的，拟在医疗卫生机构执业时，应当重新申请注册：

1. 注册有效期届满未延续注册的；

2. 受吊销《护士执业证书》处罚，自吊销之日起满2年的。

重新申请注册的，按照本办法第九条的规定提交材料；中断护理执业活动超过3年的，还应当提交在省、自治区、直辖市卫生健康主管部门规定的教学、综合医院接受3个月临床护理培训并考核合格的证明。

四、变更注册与注销注册

（一）变更注册

护士在其执业注册有效期内变更执业地点等注册项目，应当办理变更注册。

护士承担经注册执业机构批准的卫生支援、进修、学术交流、政府交办事项等任务和参加卫生健康主管部门批准的义诊，在签订帮扶或者托管协议的医疗卫生机构内执业，以及从事执业机构派出的上门护理服务等，不需办理执业地点变更等手续。

护士在其执业注册有效期内变更执业地点等注册项目的，应当向批准设立执业医疗机构或者为该医疗机构备案的卫生健康主管部门报告，并提交以下材料：

1. 护士变更注册申请审核表。

2. 申请人的《护士执业证书》。

注册部门应当自受理之日起7个工作日内为其办理变更手续。

护士跨省、自治区、直辖市变更执业地点的，收到报告的注册部门还应当向其原执业地注册部门通报。县级以上地方卫生健康主管部门应当通过护士管理信息系统，为护士变更注册提供便利。

（二）注销注册

护士执业注册后有下列情形之一的，原注册部门应办理注销执业注册：

1. 注册有效期届满未延续注册的。

2. 受吊销《护士执业证书》处罚的。

3. 护士死亡或者丧失民事行为能力的。

第三节　护患双方的权利和义务

护士通过医疗、护理等活动与患者建立起来的一种特殊的人际关系，即护患关系。在护患关系中，双方应按照一定的道德原则和规范来约束、调整自身的行为，尊重彼此的权利和履行的义务。

一、护士的权利和义务

（一）护士的权利

护士在医疗实践过程中依法享有相关权利。《护士条例》总则和细则中对护士的权利有明确的规定：

1. 享有人格尊严和人身安全不受侵犯的权利 《护士条例》总则中明确提出："护士人格尊严、人身安全不受侵犯。护士依法履行职责，受法律保护。全社会应当尊重护士。"

2. 享有受到表彰和奖励的权利 《护士条例》总则中明确提出："国务院有关部门对在护理工作中做出杰出贡献的护士，应当授予全国卫生系统先进工作者荣誉称号或者颁发白求恩奖章，受到表彰、奖励的护士享受省部级劳动模范、先进工作者待遇；对长期从事护理工作的护士应当颁发荣誉证书。"

3. 享有获得物质报酬的权利 护士执业，有按照国家有关规定获取工资报酬、享受福利待遇、参加社会保险的权利，任何单位和个人不得克扣护士工资，降低或者取消护士福利等待遇。

4. 享有安全执业的权利 获得与其所从事的护理工作相适应的卫生防护、医疗保健服务的权利。从事直接接触有毒有害物质、有感染传染病危险工作的护士，有依照有关法律、行政法规的规定接受职业健康监护的权利；患职业病的，有依照有关法律、行政法规的规定获得赔偿的权利。

5. 享有学习、培训的权利 护士有按照国家有关规定获得与本人业务能力和学术水平相应的专业技术职务的权利；有参加专业培训，从事学术研究和交流、参加行业协会和专业学术团体的权利。

6. 享有获得履行职责相关的权利 护士有获得疾病诊疗、护理相关信息的权利和其他与履行护理职责相关的权利，可以对医疗卫生机构和卫生主管部门的工作提出意见和建议。

（二）护士的义务

护士在医疗实践过程中，依法享有权利的同时，必须承担一定的义务。条例明确规定了护士应当承担以下义务：

1. 依法进行临床护理义务 护士执业，应当遵守法律、法规、规章和诊疗技术规范的规定。这是护士执业的根本准则，即合法性原则。这一原则涵盖了护士执业的基本要求，包含了护士执业过程中应当遵守的大量具体规范和应当履行的大量义务。通过法律、法规、规章和诊疗技术规范的约束，护士履行对患者、患者家属以及社会的义务。如严格地按照规范进行护理操作；为患者提供良好的环境，确保其舒适和安全；主动征求患者及家属的意见，及时改进工作中的不足；认真执行医嘱，注重与医生之间相互沟通；积极开展健康教育,指导人们建立正确的卫生观念,培养健康行为,唤起民众对健康的重视,促进地区或国家健康保障机制的建立和完善。

医疗机构及其医务人员在严格遵守国家的宪法和法律的同时,还必须遵守有关的医疗卫生管理法律、法规和规章,遵守有关的诊疗护理规范、常规,这是医务人员的义务,对于保证医疗质量,保障医疗安全,防范医疗事故的发生都具有重要的意义。

护士依法执业的另一重要体现,就是医疗护理文件的正确书写问题。医疗机构应当按照国务院卫生行政部门规定的要求,书写并妥善保管病历资料。因抢救急危患者未能及时书写病历的,应当在抢救结束后6小时内据实补记,并加以说明。这是对医疗机构及医务人员书写和保管病历的规定要求。病历是指患者在医院中接受问诊、查体、诊断、治疗、检查、护理等医疗过程的所有医疗文书资料,包括医务人员对病情发生、发展、转归的分析、医疗资源使用和费用支付情况的原始记录,是经医务人员、医疗信息管理人员收集、整理、加工后形成的具有科学性、逻辑性、真实性的医疗档案。在现代医院管理中,病历作为医疗活动信息的主要载体,不仅是医疗、教学、科研的第一手资料,而且也是医疗质量、技术水平、管理水平综合评价的依据,必须保证医疗护理病历内容客观、真实、完整、一致,对病历要实施科学管理。

2. 紧急救治患者的义务 护士在执业活动中,发现患者病情危急,应当立即通知医师;在紧急情况下为抢救垂危患者生命,应当先行实施必要的紧急救护。

3. 正确查对、执行医嘱的义务 护士发现医嘱违反法律、法规、规章或者诊疗技术规范规定的,应当及时向开具医嘱的医师提出;必要时,应当向该医师所在科室的负责人或者医疗卫生机构负责医疗服务管理的人员报告。

4. 保护患者隐私的义务 所谓隐私是患者在就诊过程中向医护人员公开的、不愿让他人知道的个人信息、私人活动或私有领域,如可造成患者精神伤害的疾病、病理生理缺陷、有损个人名誉的疾病、患者不愿他人知道的隐情等。由于治疗护理的需要,护士在工作中可能会接触患者的一些隐私,如个人的不幸或挫折、婚姻恋爱及性生活的隐私等,护士应当尊重、关心、爱护患者,保护患者的隐私。以医院收治的传染病病人为例,他们共同的心理特点是焦虑、忧郁、恐惧,担心失去工作、受到歧视,此时护士应当给予充分地理解、细心地关怀,平等地对待,使患者安心接受并配合治疗护理。

在医疗活动中,医疗机构及其医务人员应当将患者的病情、医疗措施、医疗风险等如实告知患者,及时解答其咨询,但应当避免对患者产生不利后果。医疗机构及其医务人员向患者履行告知义务,从患者角度而言,则是享有知情权和隐私权。根据《护士条例》第三章第28条规定,护士应当尊重、关心、爱护患者。这既是对患者人格和权利的尊重,有利于与患者建立相互信任,以诚相待的护患关系,也是一种职业道德层面的要求,还是法定义务的要求。

5. 积极参加公共卫生应急事件救护的义务 护士有义务参与公共卫生和疾病预防控制工作。发生自然灾害、公共卫生事件等严重威胁公众生命健康的突发事件,护士应当服从县级以上人民政府卫生主管部门或者所在医疗卫生机构的安排,参加医疗救护。

二、患者的权利和义务

护理人员尊重患者的权利并督促患者履行相应的义务,是提供高品质护理服务的重要方面。

(一)患者的权利

患者的权利包括患者作为一名公民所享有的基本权利以及患者在具体的医患关系中、在诊疗护理活动中应该享有的权利。

1. 生命健康权　《中华人民共和国民法典》第一千零二条规定:"自然人享有生命权。自然人的生命安全和生命尊严受法律保护"。任何组织或者个人不得侵害他人的生命权。保护公民的生命健康权不仅是护理工作的重要任务,也是护士重要的法律和道德责任。

2. 平等的医疗权　凡患者不分性别、国籍、民族、信仰、社会地位和病情轻重,都有权平等地享有医疗卫生资源。

3. 知情同意权　患者有权对疾病的诊断、治疗、风险益处、费用开支等真实情况有所了解,有权要求医务人员做出通俗易懂的解释,患者在完全知情的情况下有选择、接受和拒绝的权利。

4. 隐私权　患者在医疗过程中,对因医疗需要而提供的个人隐私,有权要求医方给予保密。《中华人民共和国民法典》第一千二百二十六条规定:"医疗机构及其医务人员应当对患者的隐私和个人信息保密。泄露患者的隐私和个人信息,或者未经患者同意公开其病历资料的,应当承担侵权责任。"

5. 索赔权　因医务人员的过失行为导致的医疗差错、事故,患者及家属有权获得补偿。

此外,患者还享有身体权、被尊重权、监督自己的医疗权利实现权、查阅及复印病历资料的权利等。

(二)患者的义务

患者在享有各种权利的同时,也需要履行以下义务:

1. 自觉遵守医院规章制度的义务　患者有义务遵守医院的规章制度,维护医院秩序,如作息制度、陪护制度、家属探视制度等,保障医院正常的医疗秩序。

2. 如实陈述病情的义务　患者就诊时应如实向医务人员告知病情和有关问题,不得隐瞒和欺骗,否则,造成的后果由患者承担。

3. 积极接受和配合治疗的义务　医疗过程不仅需要医务人员的正确诊治、护理,更需要患者及家属积极配合,才能保障治疗效果。

4. 尊重的义务　患者应尊重医务人员的人身、人格尊严及劳动成果,不得因任何原因打骂医务人员,甚至侵犯医务人员的人身安全。

5. 自觉缴纳医疗费用的义务 医务人员为患者提供医疗服务,患者必须按时按数缴纳医疗费、住院费及其他相关合理费用。

此外,患者还有病愈后及时出院、支持医学学科发展的义务等。

第四节 护理工作中相关的法律问题

一、护士执业活动中的法律责任

《护士条例》第五章关于护士执业活动中的法律责任给予了明确阐述:

(一)护士在执业活动中有下列情形之一的,由县级以上地方人民政府卫生主管部门依据职责分工责令改正,给予警告;情节严重的,暂停其 6 个月以上 1 年以下执业活动,直至由原发证部门吊销其护士执业证书:

1. 发现患者病情危急未立即通知医师的。

2. 发现医嘱违反法律法规、规章或者诊疗技术规范的规定,未依照《护士条例》第十七条的规定提出或者报告的。

3. 泄露患者隐私的。

4. 发生自然灾害、公共卫生事件等严重威胁公共生命健康的突发事件,不服从安排参加医疗救护的。

5. 护士在执业活动中造成医疗事故的,依照医疗事故处理的有关规定承担法律责任。

(二)护士被吊销执业证书的,自执业证书被吊销之日起 2 年内不得申请执业注册。

(三)护士执业注册申请人隐瞒有关情况或者提供虚假材料申请护士执业注册的,卫生行政部门不予受理或者不予护士执业注册,并给予警告;已经注册的,应当撤销注册。

二、护理制度规范在依法执业中的作用

护理规章制度、操作规范指南虽然不是法律法规,却是行业规范,是护士进行各项工作的标准,尤其是护理核心制度在护理安全中起着保驾护航的作用。临床护士对核心制度掌握不全面,操作规范执行不力,安全风险评估不足,法律意识淡薄,将严重危及患者安全,侵犯患者权利,造成医疗护理法律责任纠纷,影响患者和社会对医院的满意度。因此,护士在工作中必须严格执行各项规章制度,严格执行各项护理工作指南,按要求规范操作,确保患者安全,这是护士切实履行义务、避免发生侵权行为的法律保障。

知识拓展

护理管理相关制度

2018年4月18日,国家卫生健康委员会颁发《医疗质量安全核心制度要点》(国卫医发〔2018〕8号)文件,规定了18项医疗质量安全核心制度。①首诊负责制度;②三级查房制度;③会诊制度;④分级护理制度;⑤值班和交接班制度;⑥疑难病例讨论制度;⑦急危重患者抢救制度;⑧部分术前讨论制度;⑨死亡病例讨论制度;⑩查对制度;⑪手术安全核查制度;⑫手术分级管理制度;⑬新技术和新项目准入制度;⑭危急值报告制度;⑮病历管理制度;⑯抗菌药物分级管理制度;⑰临床用血审核制度;⑱信息安全管理制度。

常用护理核心制度包括:①护理质量管理制度;②病房管理制度;③抢救工作制度;④分级护理制度;⑤护理交接班制度;⑥查对制度;⑦给药制度;⑧护理查房制度;⑨患者健康教育制度;⑩护理会诊制度;⑪病房一般消毒隔离管理制度;⑫护理安全管理制度;⑬护理不良事件上报制度;⑭患者身份识别制度。

三、依法执业问题

(一)侵权行为与犯罪

侵权行为是指医务人员对患者的权利进行侵害导致患者利益受损的行为。主要涉及侵犯患者的人身自由权、生命健康权、隐私权、知情同意权。

侵权行为是违反法律的行为,情节严重者要承担刑事责任。

(二)失职行为与渎职罪

1. 基本概念　护士失职行为是指由于护士主观上的不良行为或明显的疏忽大意,损害护理对象的权益或影响护理对象健康恢复进程的行为。

护士渎职罪是指护士在执业时,严重不负责任,违反各项规章制度和护理常规,造成患者死亡或严重伤害的违法行为。

护士失职行为或护士渎职罪是由其医疗护理行为对患者形成的后果决定的。

2. 常见的失职行为或渎职行为　常见的护士临床工作中的失职行为或渎职行为主要有以下几种情况:

(1)对危、急、重症患者不采取任何急救措施或转院治疗,以致贻误治疗或丧失抢救时机的行为。

(2)擅离职守,不履行职责,以致贻误治疗或丧失抢救时机的行为。

(3)由于查对不严格或查对错误,不遵守操作规程,以致打错针、发错药的行为。

(4)不认真执行消毒隔离制度和无菌操作规程,使患者发生交叉感染的行为。

(5)不认真履行护理基本职责,护理文书书写不合格的行为。

（6）未及时执行医嘱，导致患者用药不及时、手术延误等行为。

（7）为戒酒、戒毒者提供酒或毒品是严重渎职行为；窃取病区麻醉限制药品，如哌替啶、吗啡等或自己使用成瘾，视为吸毒罪；贩卖捞取钱财构成贩毒罪，均受到法律严惩。

（三）执行医嘱的法律问题

医嘱通常是护理人员对患者施行诊断和治疗措施的依据。一般情况下，护理人员应一丝不苟地执行医嘱，随意篡改或无故不执行医嘱都属于违法行为。但是护士有报告问题医嘱的义务，不能机械地执行。

如果护士发现医嘱违反法律法规、规章或诊疗技术规范规定的，应当及时向开具医嘱的医师提出；必要时，应当向该医师所在科室的负责人或者医疗服务管理人员报告。只有在紧急情况下，护士才执行口头医嘱，执行时，护士应复述一遍，确认无误后方可执行，执行时双人核查，执行后及时记录。若因抢救患者无法记录，应该在抢救工作结束后6小时内据实补记完整。

（四）护理实习生和临床带教的法律问题

《护士条例》规定："未取得护士执业证书的人员，不得从事诊疗技术规范规定的护理活动；在教学、综合医院进行护理临床实习的人员应当在护士指导下开展有关工作。"实习护士是正在学习的护理专业的学生，没有取得护士执业证书，尚不具备独立工作的权利。因此，临床实习应当在具备带教资质的护士的指导下进行护理操作，实习护生如擅自离开带教护士的指导，独立进行操作，对患者造成了伤害，要承担法律责任。如果实习护生在执业护士的指导下，因操作不当给患者造成损害，发生护理差错或事故，除本人负责外，带教护士也要负法律责任。护生也有权拒绝执行自己实习中未曾学过的技能或认为尚不熟悉的技能。

（五）护理记录的法律问题

临床护理记录是体现护理质量的重要资料，也是医生观察治疗效果、调整治疗方案的重要依据，还是法律认可的合法性文件，可作为法庭上医疗纠纷、人身伤害、保险索赔、犯罪刑案等的重要证据。如不认真记录，出现漏记、误记等可能导致误诊、误治，极易引发医疗纠纷。临床护理记录具有法律效力，不可随意添删或篡改。护士应当遵守《医疗机构病历管理规定》，书写相关护理文书时做到：客观、准确、及时；签名清楚、不涂改；记录完整、无遗漏；简明扼要，使用医学术语。

四、执业安全问题

（一）护理禁业问题

《护士条例》规定，医疗机构不得允许下列人员在本机构从事护理工作：①未取得护士执业证书的人员；②未按规定办理执业地点变更手续的护士；③执业注册有效期满未延期注册的护士；④虽取得执业证书但未经注册的护士只能在注册护士的指导下做一些护理辅助工作，不能独立上岗，否则视为无证上岗、非法执业。

（二）职业安全问题

职业安全是指在法律、技术、设备、教育等方面采取相应的措施以防止职工在执业活动过程中发生各种伤亡事故的工作领域。

护士在执行医疗护理活动过程中存在诸多的不安全因素，是发生职业损伤的高危群体。危害护士职业安全的因素有机械性的、物理性的、化学性的、心理性的，这些相关损伤因素严重威胁护士的身心健康。护理管理者要建立适当的职业安全与防护制度，最大限度保障护士的职业安全。

护士在执业活动中，也有获得与其所从事的护理工作相适应的卫生防护、医疗保健服务的权利。

《中华人民共和国传染病防治法》明确规定："医疗机构应当确定专门的部门或人员，承担医疗活动中与医院感染有关的危险因素监测、安全防护、消毒、隔离和医疗废物处置工作。"

《医院感染管理办法》对医务人员的职业卫生防护提出了明确的要求，具体包括"医疗机构应当制定医务人员职业卫生防护工作的具体措施，提供必要的防护物品，保障医务人员的职业健康；对医务人员进行有关预防医院感染的职业卫生安全防护知识的培训；其职业卫生防护工作应符合规定要求；而对执行不力，未对医务人员职业防护提供必要保障的医疗机构，要进行相应的处罚。"

（三）职业保险

1. 职业保险的概念　职业保险是指从业者通过定期向保险公司交纳保险费，使其一旦在职业保险范围内突然发生责任事故时，由保险公司承担对受损害者的赔偿。

2. 职业保险的作用　参加职业保险虽然并不能摆脱护士在护理事故或纠纷中的法律责任，但实际上可在一定程度上抵消其为该责任所要付出的代价，不仅是对护士自身利益的保护，也是对患者的保护。职业保险的作用是：①保险公司可在政策范围内为护士提供法定代理人，以避免其受法庭审判的影响或减轻法庭的判决。②保险公司可在败诉以后为护士支付赔偿金，使其不至于因此而造成经济上的损失。③因其损害者能得到及时合适的经济补偿，而减轻护士在道义上的负罪感，较快地达到心理平衡。

> **本章小结**
>
> 本章学习重点是护患双方的权利和义务；护士执业注册的条件；护士执业活动中的法律责任、依法执业问题。学习难点为系统理解护理相关法律法规；护理的法律法规和政策在护理实践中应用。在学习过程中注意区别首次注册、延续注册、重新注册、变更注册、注销注册适用的情形及提交材料，尊重护患双方的权利和履行的义务，明确护理执业活动中的法律责任及依法执业问题，提高护理职业安全意识与依法执业能力。

（蒋羽霏　潘彦光）

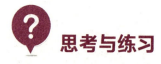

思考与练习

1. 护士执业注册的条件有哪些?
2. 简述护患双方的权利和义务。
3. 护士执业活动中的法律责任有哪些?

实 训 指 导

实训一　编制个案护理计划书

一、目的要求

1. 掌握计划工作的步骤和应用。

2. 培养学生编制计划能力。

3. 提高学生沟通能力、创新能力、知识应用能力。

二、知识要点

1. 计划的内容。

2. 护理计划的格式。

三、实训准备

1. 实训地点　教室或多功能实训室。

2. 指导教师　任课教师。

3. 实训条件　实训室或教室有满足分组讨论的桌椅。

四、实训步骤

1. 分组　8~10人为一组,选出1名组长。

2. 准备　教师组织学生提前做好分组,选出组长,学生提前查阅相关资料,了解编制计划的步骤,完成课前资料准备。

3. 实训　教师公布案例后,各组在规定时间内开始制订计划,然后派代表向大家汇报计划,其他组成员分析评价计划,最后教师点评和总结,同时安排学生做好记录。

参考案例:84岁的老奶奶,是一位退休教师,2019年3月经精神科医生会诊确诊为阿尔茨海默病,给予奥氮平治疗。随着病情逐渐加重,老奶奶的记忆力,语言能力、日常生活能力迅速下降,几乎不记得任何人,不会使用筷子吃饭,不能自主如厕,出现情绪不稳定,时有打人等异常行为,且在精神类药物抑制下情感反应淡漠,产生"面具脸",不会交流。请您为老奶奶制定一份护理计划书。

4. 讨论　根据教师公布的案例,各组展开讨论并记录。

5. 报告　根据讨论结果,按编制计划的步骤整理出书面计划并向教师做汇报。

五、注意事项

1. 资料真实,在实践基础上完成,不得抄袭。

2. 根据案例,按照实训目标要求进行讨论。

3. 实训报告要完整清晰。

实训二　护理人员的招聘

一、目的要求

1. 熟悉护理人员招聘流程。

2. 从应聘者的角度,理解护理人员招聘的重要性,做好应聘前的准备工作。

3. 培养学生的竞争意识,帮助他们树立正确的择业观。

二、知识要点

1. 招聘工作的准备事宜。

2. 招聘的实施过程。

三、实训准备

1. 实训地点　教室。

2. 指导教师　任课教师。

3. 实训条件　将教室布置成面试考场的布局。

四、实训步骤

1. 招聘资料

(1)学生通过网络、报纸、电视等渠道收集医院护士招聘信息,了解招聘要求。

(2)根据招聘要求准备个人简历,了解面试礼仪和着装要求。

(3)面试组成员收集资料,整理面试考核标准。

2. 理论考试　课前用问卷星的形式向学生发放一份测试题,作为招聘的理论考核。

3. 确定考官　通过民主测评,选出面试组成员5~7人,主考官为任课教师。

4. 确定面试人员　通过课前问卷星的考核结果,选出成绩优异者进入面试环节。未进入面试的同学作为面试服务人员。

5. 面试考核　抽签决定面试的先后顺序,进入面试环节。

6. 分组讨论　面试结束后5~6人为一组,每组至少有一名面试组成员,分析面试前的准备工作、面试中的技巧和面试后人员管理工作。然后每组选一名学生发言。

7. 总结　任课老师总结,提出存在的问题和改进意见。

8. 招聘报告。

五、注意事项

1. 要结合所学的护理人员的招聘流程进行整体设计,保证过程完整。

2. 学生从应聘者的角度去理解招聘的流程。

3. 了解就业单位招聘信息的渠道,学会选择适合自己的岗位,培养学生正确的择业观。

实训三　激励理论在护理管理中的应用

一、目的要求

1. 掌握激励理论的要点及应用。

2. 能正确应用激励理论解决护理工作中的问题。

二、知识要点

1. 激励理论的内容。

2. 激励的方法及艺术。

三、实训准备

1. 实训地点　多媒体教室。

2. 指导教师　任课教师。

3. 实训条件　每组学生配备相应的桌椅。

四、实训步骤

1. 分组　5~6人为一组,每个小组推选1位组长。

2. 实训　给出一个临床案例,让学生运用激励理论、原则和方法进行分析。

3. 讨论　分组讨论,每组选一名学生发言。

4. 总结　指导教师总结,提出存在的问题和改进意见。

5. 提交实训报告

五、注意事项

1. 要结合所学的激励理论、原则和方法,有针对性地进行分析。

2. 小组讨论和教师总结时,要运用激励理论和激励的艺术,提高激励的效果。

实训四　运用 PDCA 管理循环提高患者满意度

一、目的要求

1. 掌握 PDCA 管理循环各阶段的工作内容。

2. 以提高患者满意度为目标,通过实践调查,分析列出 PDCA 管理循环8个步骤的具体内容。

3. 学生沟通能力、分析能力、知识应用能力得到提高。

二、知识要点

1. 熟悉 PDCA 循环的特点。

2. 掌握 PDCA 循环的工作程序。

三、实训准备

1. 实训地点　二级或二级以上医院。

2. 指导教师　护士长及任课教师。

3. 实训条件　任教老师做好医院实训安排和协调,并安排好学生讨论室。

四、实训步骤

1. 分组　8~10人为一组,选出1名组长。

2. 准备　教师确定每组实训科室、时间、要求,学生查阅资料,了解相关科室信息,完成实训前资料准备。

3. 实训　每组去一个临床科室,由护士长带领进行观摩和资料收集。与不同患者交流,了解其各自的需求、对医院和护理服务的满意度以及不满意的原因,做好记录。

4. 讨论　根据实训了解的情况,各组讨论并记录。

5. 报告　根据讨论结果，列出 PDCA 循环 8 个步骤的具体内容。

五、注意事项

1. 遵守医院及科室管理要求。

2. 以患者为中心，注意沟通技巧。

3. 全员参与，发挥每个学生的主观能动性和创造性。

教学大纲(参考)

一、课程性质

护理管理基础是将管理学的理论、方法与护理管理实践相结合的一门护理人文课程,是中等卫生职业教育护理专业的一门重要的专业拓展课程。本课程的内容主要有管理的基本概念、护理管理的职能、护理质量管理及护理管理的相关法规等护理工作中的管理问题。本课程的主要任务是使学生掌握护理管理的基本原理和管理职能,运用科学的管理思维指导护理管理工作,能够运用管理基本理论和技能解决临床护理中的管理问题,提升护理专业学生的综合人文素质。

二、课程目标

寓价值观引导于知识传授和能力培养之中,通过本课程的学习,学生能够达到下列目标:

(一)素质目标

1. 具有敬佑生命、救死扶伤、甘于奉献、大爱无疆的职业精神和珍爱生命、维护健康的职业人文素养。

2. 具有善于运用管理科学的严谨工作作风。

3. 养成主动分析护理问题的工作习惯。

4. 具有遵纪守规的规矩意识。

5. 具有人际沟通能力和团队精神。

(二)知识和技能目标

1. 掌握管理的基本原理。

2. 掌握护理管理职能的基本理论与方法。

3. 熟悉护理质量管理的基本方法。

4. 学会编制护理工作计划。

5. 学会护理工作模式的应用。

6. 学会护理质量管理的方法。

(三)能力目标

1. 提高运用系统思维的能力。

2. 提高分析解决临床护理问题的能力。

3. 提高语言表达和沟通能力。

4. 提高使用管理理论进行自我管理的能力。

三、学时安排

教学内容	学时		
	理论	实践	合计
一、绪论	2	0	2
二、计划工作	1	1	2
三、组织工作	2	0	2
四、人力资源管理	1	1	2

教学内容	学时		
	理论	实践	合计
五、领导工作	1	1	2
六、控制工作	2	0	2
七、护理质量管理	2	2	4
八、护理与法	2	0	2
合计	13	5	18

四、课程内容和要求

单元	教学内容	教学要求	教学活动参考	参考学时	
				理论	实践
一、绪论	（一）管理与管理学		理论讲授 多媒体演示 讨论	2	
	1. 管理与管理学的概念	掌握			
	2. 管理的基本特征	了解			
	3. 管理的基本要素	熟悉			
	4. 管理的职能	掌握			
	（二）护理管理概述				
	1. 护理管理的概念与任务	掌握			
	2. 护理管理的特点	了解			
	3. 护理管理的发展趋势	了解			
	4. 护理管理学	了解			
	（三）管理理论				
	1. 中国古代管理实践活动和管理思想	了解			
	2. 西方管理理论	了解			
	（四）管理的基本原理和相应原则				
	1. 系统原理	熟悉			
	2. 人本原理	熟悉			
	3. 动态原理	熟悉			
	4. 效益原理	熟悉			
二、计划工作	（一）计划工作概述		理论讲授 多媒体演示 案例教学 角色扮演 讨论	1	1
	1. 计划工作的概念及作用	了解			
	2. 计划工作的类型及形式	了解			
	3. 计划工作的原则	了解			
	4. 计划工作的一般步骤及应用	掌握			
	5. 计划在护理管理中的作用	了解			

单元	教学内容	教学要求	教学活动参考	参考学时	
				理论	实践
二、计划工作	（二）目标管理				
	1. 目标概述	了解			
	2. 目标管理概述	熟悉			
	3. 目标管理在护理管理中的应用	了解			
	（三）时间管理				
	1. 时间管理的相关概念及重要性	了解			
	2. 时间管理的基本步骤、方法与策略	掌握			
	3. 时间管理在护理管理中的应用	了解			
	（四）管理决策				
	1. 管理决策的观念及类型	熟悉			
	2. 管理决策的原则	了解			
	3. 管理决策的基本步骤	熟悉			
	4. 管理决策在护理管理中的应用	了解			
	实训一　编制个案护理计划书	学会			
三、组织工作	（一）组织概述		理论讲授多媒体演示案例教学讨论	2	
	1. 组织的概念	熟悉			
	2. 组织的职能	了解			
	3. 组织的基本要素	了解			
	4. 组织的分类	了解			
	（二）组织工作与组织管理				
	1. 组织工作	了解			
	2. 组织管理	了解			
	（三）组织设计与组织结构				
	1. 组织设计	掌握			
	2. 组织结构	掌握			
	（四）护理组织文化				
	1. 组织文化的含义	掌握			
	2. 组织文化的基本特征	熟悉			
	3. 组织文化的结构	了解			
	4. 护理组织文化建设	了解			

单元	教学内容	教学要求	教学活动参考	参考学时	
				理论	实践
四、人力资源管理	（一）护理人力资源管理概述		理论讲授多媒体演示案例教学角色扮演讨论	1	1
	1. 护理人力资源管理的目标和特点	掌握			
	2. 护理人力资源管理的基本原理	掌握			
	3. 护理人力资源管理的基本职能	了解			
	（二）护理人员的编设				
	1. 护理人员编设的原则	掌握			
	2. 影响护理人员编设的因素	了解			
	3. 护理人员编设的计算方法	熟悉			
	4. 护理人员的招聘	熟悉			
	5. 护理人员的排班	熟悉			
	（三）护理人员的培训与绩效考核				
	1. 护理人员培训	了解			
	2. 薪酬	了解			
	3. 绩效考核	了解			
	实训二　护理人员招聘	学会			
五、领导工作	（一）领导工作概述		理论讲授多媒体演示案例教学讨论	1	1
	1. 领导概述	了解			
	2. 领导者影响力	掌握			
	3. 领导者的作用	了解			
	4. 领导工作的原理和要求	熟悉			
	（二）领导理论				
	1. 领导方式理论	熟悉			
	2. 管理方格理论	熟悉			
	3. 领导生命周期理论	熟悉			
	（三）激励				
	1. 激励概述	了解			
	2. 激励理论	掌握			
	3. 激励艺术	了解			
	（四）组织沟通				
	1. 沟通概述	了解			
	2. 沟通的分类	了解			
	3. 有效沟通策略	了解			
	4. 沟通在护理管理中的应用	了解			

单元	教学内容	教学要求	教学活动参考	参考学时	
				理论	实践
五、领导工作	（五）冲突与协调				
	1. 冲突概述	了解			
	2. 处理冲突的方法	了解			
	3. 协调的含义和作用	了解			
	4. 协调的原则和要求	了解			
	5. 协调的具体方法	了解			
	实训三　激励理论在护理管理中的应用	学会			
六、控制工作	（一）概述		理论讲授	2	
	1. 控制的基本概念	掌握	多媒体演示		
	2. 控制的类型	掌握	案例教学		
	3. 控制的功能	了解	讨论		
	4. 控制的原则	熟悉			
	（二）控制的基本过程和方法				
	1. 控制的基本过程	掌握			
	2. 控制的方法	熟悉			
	3. 有效控制系统的特征	了解			
	4. 控制过程中应注意的问题	了解			
	（三）护理成本控制				
	1. 护理成本控制的概念	了解			
	2. 护理成本控制的内容和程序	了解			
	3. 降低护理成本的途径	了解			
	（四）护理安全管理				
	1. 护理安全管理	了解			
	2. 护理质量缺陷管理	熟悉			
	3. 患者安全管理	熟悉			
	4. 护士安全管理	熟悉			
七、护理质量管理	（一）护理质量管理概述		理论讲授	2	2
	1. 质量管理的相关概念	掌握	多媒体演示		
	2. 护理质量和护理质量管理的概念	掌握	案例教学		
	3. 护理质量管理的意义	了解	角色扮演		
	4. 护理质量管理的原则	了解	讨论		

单元	教学内容	教学要求	教学活动参考	参考学时	
				理论	实践
七、护理质量管理	（二）护理质量管理方法				
	1. 全面质量管理	掌握			
	2. PDCA 管理循环	掌握			
	3. 临床路径	了解			
	4. 品管圈	熟悉			
	5. 标准化管理	了解			
	（三）护理质量评价				
	1. 护理质量评价的内容	熟悉			
	2. 护理质量评价的形式	了解			
	（四）护理业务技术管理				
	1. 护理管理制度	了解			
	2. 基础护理管理	了解			
	3. 专科护理管理	了解			
	4. 新项目、新技术的护理管理	了解			
	实训四 运用 PDCA 管理循环提高患者满意度	学会			
八、护理与法	（一）与护理工作相关的法律法规		理论教学	2	
	1. 卫生法体系与护理法	了解	多媒体演示		
	2. 我国与护理相关的法律法规	了解	案例教学		
	（二）护士执业注册相关法律法规		角色扮演		
	1. 护士注册管理机构与注册条件	熟悉	讨论		
	2. 首次注册与延续注册	熟悉			
	3. 重新申请注册	熟悉			
	4. 变更注册与注销注册	熟悉			
	（三）护患双方的权利和义务				
	1. 护士的权利和义务	掌握			
	2. 患者的权利和义务	熟悉			
	（四）护理工作中相关的法律问题				
	1. 护士执业活动中的法律责任	掌握			
	2. 护理制度规范在依法执业中的作用	了解			
	3. 依法执业问题	掌握			
	4. 执业安全问题	了解			

五、说明

（一）教学安排

本教学大纲主要供中等卫生职业教育护理专业教学使用。第三或第四学期开设，总学时为18学时，其中理论学时13学时，实践教学5学时。学分为1学分。

（二）教学要求

1. 全面落实课程思政建设要求，教学中应注意呈现思政元素，实现德、识、能三位一体育人。

2. 本课程目标学习分为具有、掌握、熟悉、了解、学会5个目标，分别为素养目标、知识目标、能力目标。素养目标培养学生护理人文素质；掌握目标是指对基本知识、基本理论有较深刻的认识，并能综合、灵活地运用所学的知识解决实际问题；熟悉目标是指能够领会概念、原理的基本含义，解释护理管理现象；了解目标是指对基本知识、基本理论能够有一定的认识，能够记忆所学的知识要求；能力目标主要是管理理论在护理临床时间中应用能力。

3. 本课程重点突出以岗位胜任力为导向的教学理念。在实践技能方面分为熟练掌握和学会两个层次。熟悉掌握：指能独立、规范地解决护理管理实际问题。学会：指在教师的指导下能初步解决护理管理实际问题。

（三）教学建议

1. 本课程依据护理的工作任务、职业能力要求，充分体现任务引领、职业能力导向的课程设计理念，强化理论实践一体化，突出"做中学、做中教"的职业教育特色，根据培养目标、教学内容和学生的学习特点以及执业资格考核要求，使用项目教学、案例教学、任务教学、角色扮演、情景教学等方法，利用校内外实训基地，将学生的自主学习、合作学习和教师引导教学等教学组织形式有机结合，激发学生对护理管理的兴趣，使学生能够在学习活动中完成获得护理管理所需的职业能力。

2. 教学过程中，可通过测验、观察记录、技能考核和理论考试等多种形式对学生的职业素养、专业知识和技能进行综合考评。应体现评价主体的多元化，评价过程的多元化，评价方式的多元化。评价标准参照护士执业资格证书的标准，评价内容不仅关注学生对知识的理解和技能的掌握，更要关注知识在护理工作实践中运用与解决实际问题的能力水平，重视护理职业素质的形成。

参 考 文 献

[1] 朱爱军. 护理管理基础 [M]. 北京：人民卫生出版社，2015.

[2] 郑翠红. 护理管理学基础 [M]. 2 版. 北京：人民卫生出版社，2018.

[3] 吴欣娟，王艳梅. 护理管理学 [M]. 5 版. 北京：人民卫生出版社，2022.

[4] 段艮芳，王静. 护理管理 [M]. 2 版. 北京：高等教育出版社，2018.

[5] 姜小鹰，李继平. 护理管理理论与实践 [M]. 2 版. 北京：人民卫生出版社，2018.

[6] 周建军. 护理管理学 [M]. 北京：中国医药科技出版社，2013.

[7] 柳淑芳，赵辉. 护理管理 [M]. 武汉：湖北科学技术出版社，2014.

[8] 田静，王玉山. 护理管理学 [M]. 镇江：江苏大学出版社，2018.

[9] 闫飞龙. 人力资源管理 [M]. 北京：中国人民大学出版社，2018.

[10] 饶静云，梁红梅. 护理管理学 [M]. 北京：人民卫生出版社，2017.

[11] 李葆华. 护理管理学 [M]. 北京：科学出版社，2020.

[12] 郑翠红，张俊娥. 护理管理学 [M]. 4 版. 北京：人民卫生出版社，2018.

[13] 余凤英，宋建华. 护理管理学 [M]. 北京：高等教育出版社，2014.

[14] 刘庭芳，刘勇. 中国医院品管圈操作手册 [M]. 北京：人民卫生出版社，2012.

[15] 许练光. 卫生法律法规 [M]. 3 版. 北京：人民卫生出版社，2015.

[16] 周鸣鸣，王芳. 卫生法律法规 [M]. 北京：中国协和医科大学出版社，2021.

[17] 冉国英. 护理管理学 [M]. 重庆：重庆大学出版社，2014.